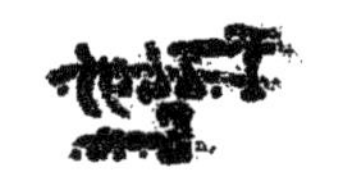

RECHERCHES

SUR LES VÉRITABLES CAUSES

DES

MALADIES ÉPIDÉMIQUES

APPELÉES

TYPHUS.

RECHERCHES

SUR LES VÉRITABLES CAUSES

DES

MALADIES ÉPIDÉMIQUES

APPELÉES

TYPHUS,

OU

DE LA NON CONTAGION

DES MALADIES TYPHOÏDES;

PAR M. LASSIS,

Docteur en médecine de la Faculté de Paris, ancien Médecin des armées, et ancien Médecin en chef de l'hôpital de Nemours, Membre correspondant de la Société de la Faculté de médecine de Paris, et de la Société minéralogique d'Iéna.

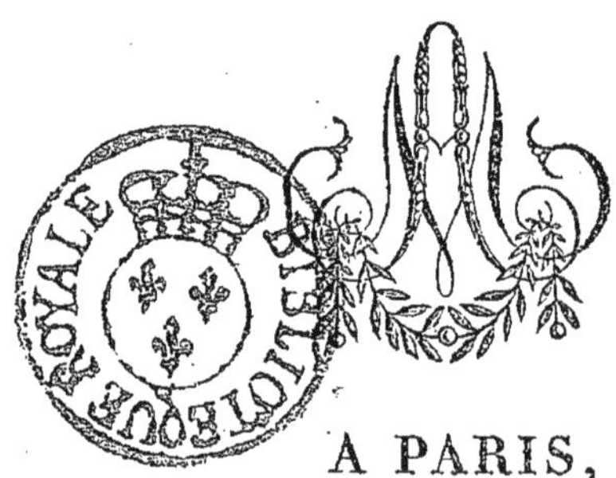

A PARIS,

Chez MÉQUIGNON-MARVIS, Libraire pour la partie de Médecine, rue de l'École de Médecine, n° 3, près celle de la Harpe.

1819.

A MON AMI

E. R. A. SERRES,

CHEVALIER DE LA LÉGION-D'HONNEUR,

PROFESSEUR D'ANATOMIE,

L'UN DES MÉDECINS DE L'HÔPITAL DE LA PITIÉ.

LASSIS,

D. M. P.

PRÉFACE.

Les fonctions que j'ai exercées à l'armée
ou dans l'intérieur du royaume m'ont
mis à même d'observer et de traiter un
grand nombre de maladies épidémiques
réputées contagieuses ; j'ai donné une attention spéciale aux causes manifestes qui
les avaient produites, et qui tenaient aux
circonstances malheureuses qui accompagnent presque toujours la guerre. J'ai
constamment remarqué que de leur intensité et de leur étendue dépendaient la
violence et la propagation de la maladie ;
et, comme l'influence de la contagion,
indépendamment de ces causes, ne m'a
jamais présenté des effets appréciables,
j'ai dû la regarder comme nulle. Il n'en
est pas de même de l'influence qu'a exercée sur ces épidémies, l'opinion de leur
contagion ; elle m'a paru au contraire

devoir être rangée parmi les causes qui
ont contribué le plus puissamment à entretenir, propager et aggraver le mal. C'est
l'obstacle que, quelquefois, j'ai eu le
plus de peine.à vaincre; c'est cette malheureuse croyance qui, faisant négliger la
recherche des causes réelles de l'épidémie,
a empêché qu'on y remédiàt en les éloi-
gnant.

Témoin des funestes effets qui en résultaient, profondément affligé des maux
que ce fléau ajoutait aux désastres inévitables de la guerre, j'ai consacré, à mon
retour dans ma patrie, le peu de loisir que
me laissait l'exercice de ma profession à
l'étude des maladies typhoïdes.

J'ai compulsé l'histoire de toutes les
épidémies; et la conviction que j'avais
acquise par ma propre expérience, a été
pleinement confirmée par celle des autres.

C'est ce double résultat que je présente
au public, qui, je l'espère, daignera ac-
cueillir mes efforts, en faveur des motifs
qui m'animent : l'amour de la vérité et
du bien public.

J'ai appris, pendant l'impression de cet ouvrage, qu'un médecin anglais, le docteur Mackleyn, venait de traiter le même sujet, et que je m'étais souvent rencontré avec lui (1). Loin de m'en chagriner, je me réjouis de ce qu'un autre s'occupe également à déraciner des opinions si fatales à l'humanité. Ce n'est pas à l'originalité que je prétends; et l'on verra dans le cours de cet ouvrage, que j'ai trop peu soigné le style pour aspirer aux honneurs

(1) Lorsqu'en 1814 je communiquai à plusieurs sociétés médicales de Paris les idées qui font la base de cet ouvrage, elles parurent tellement éloignées de l'opinion accréditée, que je crus un instant m'en être laissé imposer par des apparences trompeuses. En revoyant mes matériaux, en méditant attentivement l'histoire de toutes les épidémies, mes premières idées ne purent que s'affermir de plus en plus; il ne me fut plus permis de me taire; je pris donc la résolution de rendre publics les motifs de ma conviction. Vers le milieu de l'impression, M. le docteur Serres me fit savoir qu'il venait de paraître à Londres un ouvrage dont les vues semblaient analogues aux miennes. Je ne pus me défendre d'un sentiment de satisfaction, en voyant un nouvel athlète entrer dans la même carrière que moi, pour détruire l'un des préjugés les plus funestes qui aient affligé l'espèce humaine.

littéraires. J'ai obéi à ma conscience et à la voix de l'humanité, en écrivant ce mémoire. Les devoirs de ma profession, comme médecin, ne m'ont pas permis de le porter au degré de correction que j'aurais peut-être pu y donner si j'en avais eu le loisir.

MÉMOIRE

SUR LES MALADIES

PRÉTENDUES CONTAGIEUSES.

Les Maladies appelées Typhus *sont-elles contagieuses ?*

> Les nouvelles découvertes nous ont mis en état d'expliquer, d'une manière simple et naturelle, une infinité de choses qui passaient jadis pour mystérieuses et surnaturelles. (*Traité des Fièvres*, par Huxham, 1752, p. 325.)

Dans aucune science les préjugés et les faux raisonnements ne sont plus dangereux qu'en médecine ; dans aucune il n'est plus hasardeux de les combattre ; mais c'est un devoir.

La contagion des typhus est admise par un si grand nombre d'auteurs, que, jusqu'en l'année 1813, je n'avais eu aucun doute sur ce point ; et même à cette époque, où j'étais en Allemagne, je l'ai encore admise dans ces maladies en général, quoique je ne pusse la reconnaître parmi des milliers de malades que j'avais alors sous les yeux, et chez lesquels on croyait l'apercevoir. Il me tardait de rentrer en France pour examiner quelles etaient précisément les maladies auxquelles on accordait généralement ce caractère. Après mon retour, je ne fus pas long-temps à me convaincre que toutes étaient analogues à celles que j'avais vues en Allemagne, et que les unes n'étaient pas plus contagieuses que les autres.

Le mot contagion signifie la transmission d'un virus par le contact, sans le concours d'aucune autre cause. On l'a également employé pour désigner la transmission d'un virus par l'air.

Dans ce mémoire je ne parlerai point de la contagion admise dans la petite vérole, la rougeole, la syphilis et autres maladies où on ne l'a jamais contestée. J'ai seulement en vue ces maladies connues autrefois sous le nom de peste, ou de maladies pestilentielles, et que l'on désigne assez souvent aujourd'hui sous celui de typhus, lesquelles ordinairement sont épidémiques, accompagnées de stupeur, et se développent dans les hôpitaux, les lazarets, les prisons, les camps, les vaisseaux, les villes assiégées, sur les bords des canaux en Egypte, sur ceux des criques en Amérique, en un mot, dans tous les lieux où s'élèvent des émanations méphytiques, et surtout dans ceux où les hommes sont réunis en trop grand nombre.

Si, quelquefois, ce que je dirai se rapporte à la maladie généralement encore appelée peste, ce sera parce que j'y serai entraîné par le sujet, et non avec l'intention de décider pour le moment, à l'égard de cette maladie, la question de la contagion. Cependant je ne m'interdirai pas, lorsque l'occasion s'en présentera, de tirer des conséquences qui pourront paraître contraires au système admis.

J'ai pu d'autant mieux remarquer combien sont peu fondées les idées de contagion dans les typhus, qu'indépendamment du grand nombre de personnes attaquées de ces maladies que j'ai traitées, soit au-dedans du royaume, soit au-dehors, j'en ai été atteint moi-même. J'ai remarqué également combien cette méprise est funeste, en ce qu'elle empêche de diriger toute son attention vers les véritables causes et vers les moyens de les combattre, et en ce qu'elle porte à des mesures plus propres à aggraver le mal qu'à le dissiper.

En 1813, à Bautzen, l'une des principales villes de la Saxe, la contagion servait de prétexte aux habitants pour demander que les hôpitaux fussent évacués, sans que l'on sût où l'on trouverait d'autres ressources. Dans la même année, à Dresde, les mêmes préventions produisirent également de grands maux. A Josephstadt, en Bohême, près d'un millier de Français, sur trois mille environ, moururent en peu de temps par la même cause. Cette mortalité, qu'il eût été facile de prévenir, cessa effectivement quand on eut pris des mesures que nous indiquâmes. La même opinion, ayant régné en France, y aurait sans doute eu des suites également funestes, sans le retour de l'ordre et de la paix. Déjà une instruction alarmante avait été publiée à ce sujet, et l'on avait adopté des mesures également propres à jeter la terreur dans tous les esprits.

Tout récemment, le médecin en chef d'un hôpital, qui, à diverses époques, avait prévenu ou dissipé des épidémies très-meurtrières, fut destitué pour n'avoir pas paru souscrire à de telles idées.

Enfin de temps en temps on apprend de différents points de l'Europe, que l'on a eu de vaines terreurs relativement à des maladies réputées contagieuses. Dans quelques endroits on a eu recours aux mesures les plus rigoureuses contre cette prétendue contagion.

Vers la fin de l'hiver de 1815 à 1816, une commission établie à Bari, dans le royaume de Náples, fit fusiller trois malheureux, un citadin, un sergent et un soldat, pour avoir enfreint les lois relatives aux quarantaines.

La sévérité de telles mesures, le peu de fruit qu'on en retire, les inconvénients graves qui souvent en résultent, enfin les idées fausses que suggère l'opinion de la contagion sur les causes des épidémies, sur leur nature et sur leurs traitements, que de motifs propres à fixer l'attention des médecins, des magistrats, en un mot, de tous les hommes éclairés, surtout de ceux qui sont le plus spécialement chargés de veiller à la prospérité des peuples!

Ce ne sera point sur des raisonnements seuls, ni sur ma propre expérience, que je m'appuierai ; ce sera principalement sur les faits les mieux constatés par les médecins les plus habiles de tous les temps, et par les historiens les plus dignes de foi : j'examinerai aussi l'état des lieux où les typhus épidémiques ont régné, et l'état de ceux où ils règnent encore fréquemment, pour savoir quel degré d'influence cet état peut avoir sur la production de ces maladies. Il me semble que, par l'examen de ces lieux, et par l'exposé des faits que je présenterai, on se convaincra qu'il n'y a aucune épidémie à côté de laquelle on ne trouve des circonstances tellement propres à occasioner des affections graves, qu'il peut paraître inutile de lui chercher une autre origine.

Quoique j'aie cité beaucoup d'auteurs, j'aurais pu invoquer l'autorité d'un plus grand nombre encore. J'avais même fait un article particulier pour ceux dont je n'ai pas eu occasion de parler dans le corps de ce mémoire; mais je crois inutile pour le moment d'en faire usage.

Cependant, quelque concluant que me paraisse le résultat de mes recherches, je ne me flatte pas de dissiper toutes les préventions. Un système quelconque, une fois établi, quoique faux, doit conserver long-temps des partisans, même parmi des hommes d'ailleurs très-instruits, sur-tout s'il tient à une foule de questions, qu'on ne peut éclaircir parfaitement, soit faute de temps, soit faute de patience.

Je me contenterai d'avoir pour moi tous ceux qui ont examiné, ou qui examineront ce point important avec une attention particulière; qui, ne s'attachant qu'à des faits incontestables, n'ont tenu ou ne tiendront que peu ou point de compte de simples apparences.

Je dois craindre de ne pas traiter convenablement un sujet hérissé de tant de difficultés, et qui m'expose à froisser tant d'opinions; mais j'ose espérer qu'on me saura du moins quelque gré de mes efforts. Le seul mérite que j'ambitionne, est d'avoir appelé de nouveau l'attention des médecins sur un point qui tient à toutes les parties de la médecine, et sur lequel il serait nécessaire de fixer les idées.

On parlera peut-être de grands désastres à redouter de la part de la contagion, si on se relâche dans l'emploi des mesures regardées comme capables de la prévenir ou de la faire cesser. J'observerai qu'il ne s'agit pas de rejeter ces mesures sans examen. Mon but est d'engager à mieux peser qu'on n'a fait jusqu'à ce jour, les avantages et les inconvénients dont elles sont susceptibles. On ne peut révoquer en doute que, dans un grand nombre de cas, leur emploi n'ait eu les suites les plus funestes. En 1720, Marseille et beaucoup d'autres lieux fournirent des exemples frappants à cet égard.

Pour les médecins les plus éclairés, les méprises sur la nature des épidémies peuvent ne pas avoir de grands inconvénients. Mais il en est qui, dépourvus de bons principes, emploient de prétendus antidotes avec d'autant plus de confiance et d'empressement, que les ravages de l'épidémie sont plus grands, et que le mal, plus compliqué, paraît s'écarter d'avantage du caractère et de la marche des maladies ordinaires. A des maux obscurs pour eux, ils n'opposent que des moyens obscurs, moyens sur lesquels le vulgaire n'est que trop disposé à enchérir; tandis que cette idée simple, mais juste, que l'épidémie résulte au moins principalement des intempéries, ou de quelques autres calamités évidentes, conduit directement et sûrement à des indications claires et précises. Alors, dirigeant tout son zèle vers les moyens de remplir ces indications, on ne peut manquer d'en trouver la possibilité, du moins jusqu'à un certain point, et on s'abstient d'une infinité d'autres moyens qui, malgré le nom imposant que souvent on leur donne, ne peuvent rien contre le mal, et même contribuent quelquefois beaucoup à l'aggraver.

Nous renfermerons notre travail dans la discussion des propositions suivantes :

1° La contagion des typhus est-elle prouvée? Aucune des preuves qu'on en apporte ne paraît ni concluante, ni admissible.

2° Le système de la contagion est-il vraisemblable? Une multitude de faits en contrarient tous les developpements.

3° Une opinion ne peut être reçue que quand elle prouve, ou qu'elle explique quelque chose. L'opinion de la contagion ne prouve rien, n'explique rien, ne rend raison de rien.

4° Les maladies appelées typhus sont tout-à-fait analogues à d'autres maladies très-fréquentes, ou plutôt elles sont absolument les mêmes. Si quelquefois ces maladies sont terribles, du moins elles ne sont pas contagieuses, et l'on peut, sans danger, se livrer au soulagement des malades et aux mesures qui peuvent arrêter le fléau.

5° Le système de la contagion, fruit de l'imagination et de la peur, a des effets très-dangereux. C'est la terreur qu'il inspire qui a fait imaginer toutes ces mesures de police, où le mal trouve plutôt de nouvelles sources qu'il n'y rencontre des obstacles.

CHAPITRE PREMIER.

La contagion dans les typhus est-elle prouvée?
Aucune des preuves qu'on en apporte n'est
ni concluante, ni admissible.

> Majorem fidem homines adhibent iis quæ non
> intelligunt. PLINE.

LES temps de guerre et de désordre à travers
lesquels nous venons de passer, présenteraient
seuls des faits suffisants pour décider la question; et les temps antérieurs en fournissent
une multitude tout-à-fait semblables. Dans
ces temps de calamités, les fatigues, les intempéries, les mauvais chemins, les mauvaises
chaussures, les mauvais aliments, la disette,
les alternatives de privations et d'excès, l'inquiétude qui règne toujours en pareilles circonstances, et l'encombrement, toutes ces
causes dûrent produire une infinité de maladies graves, sans que le concours de la contagion fût nécessaire. Cependant on a beaucoup
parlé de cette cause. Des médecins, très-éclairés d'ailleurs, ont paru fortement persuadés
de son existence.

L'épidémie qui régna, en 1814, à Paris et dans plusieurs autres cantons où le fléau de la guerre s'est également fait sentir, n'a pas eu une grande intensité; mais si la guerre eût continué, si Paris eût supporté un long siége, les maladies se seraient beaucoup plus multipliées, surtout dans cette capitale. Alors on aurait vu se propager de plus en plus ces maladies qui, sous le nom de peste, firent souvent tant de ravages. Quoique leurs progrès n'eussent été dus qu'aux seules causes dont nous avons parlé, les idées de contagion n'auraient pas manqué d'acquérir encore plus de crédit.

Chez les anciens le nom de peste lui-même ne supposait rien de contagieux. On ne l'employait que pour désigner des épidémies très-meurtrières : *Neque enim certi est morbi nomen vulgare vel pestilens ; cœterùm quicumque morbus uno in loco multos simul invaserit, vulgaris hic vocatur : qui simul si hoc habeat ut multos perimat, pestis fit* (1). Pour les modernes il entraîne toujours l'idée de la contagion : de sorte que pour le vulgaire, les trois mots, peste, épidémie et maladie contagieuse,

____

(1) Galien, op. omn., t. III, p. 546, com. 3, in lib. De morb. vulg. Hipp.

sont devenus presque synonymes (1). Les anciens n'avaient même aucune idée exacte de
la contagion : *Non facilè invenias , inquit
Heurnius , nomen contagii apud antiquos auc-
tores physicos et medicos....; apud historicos
et poetas invenias contagium , contagem , con-
tagionem et contactum : nullus tamen veterum
scripsit quid illud sit* (2). Voyez aussi Primerose , Erreurs vulgaires de la médecine (3);
Facio, Paradoxes sur la peste (4); Septalius (5);
Papon, de la Peste (6); Hildembrand , du
Typhus contagieux (7); et le Dictionnaire des
sciences médicales (8). Facio, voulant rendre
raison du silence d'Hippocrate et de Galien.
relativement à la contagion, dit : « Ils ne mé-

(1) Dictionnaire critique de la langue française, par
Ferrand.

(2) T. ii , lib. De peste , c. iii , p. 74.

(3) Liv. ii , ch. vii , p. 157.

(4) Pag. 152 et 153.

(5) De peste , etc. , p. 88. Cet auteur observe que
Aristote, Galien, Lucrèce, Virgile , Ovide , Tite-Live,
Denis d'Halycarnasse , Diodore de Sicile et d'autres anciens historiens, n'ont connu que la contagion immé-
diate , ibid.

(6) T. i , p. 56, 109 et 110.

(7) Traité du typhus contagieux , trad. du docteur
Gasc , pag. 22.

(8) Art. *Contagion.*

ritent point d'être blâmés de n'avoir pas cru qu'après un million d'années une opinion si étrange dût entrer dans la cervelle des hommes.... » Loco cit!, p. 152 et 153.

Dans les maladies appelées pestes, et sur-tout dans les plus meurtrières, les Grecs et les Romains, pour détourner ce fléau, célébraient une fête nommée le lectisterne, qui consistait principalement dans un repas et dans des jeux, où l'on se trouvait pêle-mêle et en grand contact, où les étrangers même étaient admis. Chez ces peuples, ainsi que chez les Egyptiens, les médecins ne prescrivaient d'ailleurs que des moyens de combattre les causes évidentes qui pouvaient occasioner la maladie ; et jamais on n'a remarqué que, faute de lazarets et de quarantaine, les épidémies aient duré plus long-temps que les calamités évidentes dont elles provenaient (1).

Hippocrate lui-même ne voyait d'autres maladies épidémiques pestilentielles, que celles qui résultent des causes de cette nature. Voici comment il explique la propagation de ces maladies : *Communis ergo febris (pestis) proptereà omnibus accidit, quòd eumdem spiritum omnes adtrahunt, fitque ut simili cor-*

---

(1) Voyez nos Notices historiques.

pori similes spiritus similiter permixti, similes gignant febres (1).

Les partisans du système de la contagion s'appuient de l'opinion de Thucydide ; d'Aristote, d'Ovide et même de Virgile. Ces auteurs¹, n'étant pas médecins, ne peuvent être ici d'un grand poids. D'ailleurs, par la suite, nous aurons occasion de voir que Thucydide s'est récusé lui-même (2). Aristote a dit : *Pestem non aliâ ratione asserit contagiosam, quàm quòd à causâ communi, aere videlicet, ortum ducat* (3). On peut remarquer que le langage de ce philosophe est le même que celui d'Hippocrate. Si Ovide et Virgile parlent aussi de contagion, ils font en même temps mention d'intempéries qui suffisent pour rendre raison des épidémies dont ils font la description (4).

Suivant Galien, lorsque les saisons sont bien réglées, il n'y a ni peste, ni épidémie d'une autre nature, si ce n'est celles qui dépendent du régime. Cet auteur assigne deux causes principales aux fièvres pestilentielles, savoir, de grandes chaleurs et l'état putride de

(1) De Flatibus, éd. van der Linden, § viii.

(2) Voyez nos Notices hist., art. *Peste d'Athènes.*

(3) Probl., sect. 1, § vii.

(4) Ovide, Métamorph., lib. vii, f. xiv. Virgile, lib. iii. Georg.

l'air, occasioné par des substances animales en putréfaction, ou les exhalaisons des eaux corrompues (1).

Avicenne parle de causes ordinaires et évidentes; il ne dit absolument rien de la contagion. Aussi indique - t - il un traitement beaucoup plus approprié que celui qui est prescrit par la plupart des auteurs postérieurs au quatorzième siècle (2).

Les Grecs modernes ont encore sur la peste les mêmes idées qu'Hippocrate et les autres anciens (3).

Tous les anciens et beaucoup de modernes en donnent l'idée la plus exacte possible en la comparant aux fièvres malignes ordinaires, avec lesquelles ils ne lui trouvent d'autre différence que la gravité de ses symptômes (4).

C'est au milieu des ténèbres de la barbarie que le système de la contagion a pris naissance. Alors les médecins lisaient peu. Les lumières des anciens étaient perdues pour eux. Chaque génération se trouvait réduite aux opinions vraies ou fausses de la génération

(1) Epit. Gal. de febr. diff., lib. 1, cap. iv, p. 380.
(2) De febr. pestil. fol. 434.
(3) Pouqueville, *De Febre adeno-nervosa*, p. 5.
(4) Voyez le chap. iv de ce Mém.

précédente ; elle y ajoutait peu de vérités et beaucoup d'erreurs, (1). Les médecins de ce temps n'avaient presque aucunes notions exactes d'anatomie ; ils n'étaient pas beaucoup plus avancés en chimie , ni en physiologie ; par conséquent ils étaient peu capables de bien apprécier l'action, sur notre organisme, des divers agents qui nous environnent ; rien ne les mettait en garde contre les systèmes les plus erronés ; toutes sortes d'idées absurdes , toutes sortes d'explications et de raisonnements analogues étaient mis à la place des faits les moins équivoques. Outre que les sciences dont nous venons de parler , conjointement avec les autres connaissances également nécessaires à un médecin, mettent, par elles-mêmes, dans le cas de reconnaître ce qui peut influer , en bien ou en mal , sur notre santé , comme sciences exactes , elles accoutument à ne prononcer que d'après les faits. Aujourd'hui qu'elles sont cultivées avec soin par un certain nombre de médecins, beaucoup de préventions doivent se dissiper.

Fracastor, médecin italien , qui vivait dans le quinzième siècle, est le premier qui ait

____

(1) Voyez Papon, De la Peste , t. 1, p. 120 ; et la Nosographie de M. le professeur Pinel , t. 1, p. 114 de la 1re éd.

admis la contagion d'une manière positive. Du moins telle est la remarque de Heurnius déjà cité (1), et de plusieurs autres auteurs. Le lazaret de Venise, établi vers le milieu du même siècle, paraît également avoir été le premier établissement de ce genre (2). L'auteur de l'article *Quarantaine* dans l'Encyclopédie observe, en effet, que cet usage est tout récent (3).

Comme les idées de contagion dispensent de la recherche des véritables causes, recherche quelquefois difficile ; comme ces idées jettent, pour ainsi dire, un voile sur l'ignorance de ces causes et des moyens qu'on doit leur opposer ; comme d'ailleurs elles se prêtent à l'envie si commune de tout expliquer, une fois qu'elles eurent été mises en avant, elles dûrent être saisies avec avidité.

Avec le temps, la nouvelle opinion a pris de la consistance et du crédit : ce qui lui donna naissance l'a maintenue.

(1) Voyez p. 7 de ce Mém. Voy. aussi Heurnius, ouvr. cité, t. 1, lib. De peste, c. iii. Voy. également Septalicus, De peste, p. 88. Senac, loco cit., part. 1re, p. 171 et 175.

(2) Papon, ouv. cité, t. 1, p. 27. Facio, qui écrivait en 1579, a remarqué qu'alors en France, on ne faisait que commencer à admettre le système de la contagion. Paradoxes sur la peste, p. 168.

(3) Voyez aussi Senac, loco cit., p. 171 et 172.

Quelque idée qu'on puisse se faire de l'envie d'expliquer des choses absolument imaginaires, cette idée sera toujours au-dessous de ce qu'on voit dans une multitude d'écrits sur les maladies réputées contagieuses. Nous avons lu de suite des centaines de traités sur la peste, sans trouver un seul passage raisonnable. La seule peste de Marseille, observe l'auteur d'un nouvel écrit sur cette maladie, a produit plus de deux cents volumes qui sont déjà tombés dans l'oubli. Et de tous les autres écrits sur cette maladie, à peine peut-on en compter une douzaine qui méritent d'être recherchés (1). Suivant le même auteur, jusqu'à Mertens, c'est-à-dire, jusqu'à l'année 1771, la peste n'a point été connue (2) ; les relations antérieures sont remplies de préjugés et d'erreurs ; on n'a publié que des fables absurdes et ridicules ; au lieu de parler d'après les faits, chacun n'a parlé que d'après son opinion et ses préventions. Il faudrait donc s'en rapporter à Mertens. Néanmoins cet auteur ne dit rien de satisfaisant sur la nature de la peste (3).

(1) Observ. sur le système de l'infection et de la corruption de l'air, par le docteur Rouch, sept. 1810, p. 95. Encyclopédie, art. *Peste*, p. 507.

(2) Même auteur, même ouvr., p. 5 et 107.

(3) Voyez son Traité de la Peste, particulièrement à la page 76.

Quelques-uns des médecins les plus éclairés et les plus judicieux ont mis à cet objet une attention particulière et ont du moins entrevu la vérité. Plusieurs même ont cru devoir la défendre. Ils ont attaqué la contagion ; mais leur voix n'a point été entendue, quelquefois même on leur a opposé des injures.

Dès les premiers temps, Jean - Baptiste Montanus, Valériola, Facio, Thomas Erastus et Mathias Naldi, s'inscrivirent en faux contre la doctrine de Fracastor. Mathias Naldi , médecin d'Alexandre VII , dit que ceux qui croient la peste contagieuse n'ont pas assez examiné ce qu'ils avancent. Il prétend que la communication avec les pestiférés n'est à craindre que lorsqu'elle est poussée à l'excès, comme de coucher avec eux, de leur parler bouche à bouche. Montanus tenait le même langage (1). Facio voulant prouver l'inutilité des quarantaines déjà établies en Italie, observe que, quoiqu'elles ne le fussent pas au-delà des monts , la peste n'y faisait pas plus de ravages que dans cette contrée (2).

Gui-Patin , qui s'attachait beaucoup à relever les erreurs de son siècle , n'a pas omis

(1) Senac, loco cit., part. 1ere , p. 177 et 178.

(2) Facio , ouvr. cité, p. 244 et 245. Cet ouvrage est rempli de faits et de raisonnements très-concluants.

le système de la contagion. Il plaisante sur le
bruit que firent, de son temps, sous le nom de
peste, des maladies épidémiques qui régnaient
à Bruxelles et à Rouen, quoique les ravages
de ces maladies fussent peu considérables, et
qu'elles n'eussent rien d'extraordinaire (1).

En 1720, on a vu les médecins de Montpellier, envoyés par la cour à Marseille,
s'élever également contre les idées de la contagion, et fournir eux-mêmes des preuves en
faveur de leur sentiment, par l'avantage qu'ils
eurent de rester sains et saufs au milieu des
malades auxquels ils prodiguèrent leurs soins.
Ces médecins ne prirent, en effet, pendant
l'épidémie qui régnait alors dans Marseille,
d'autres précautions que de vivre avec sobriété
et d'écarter toute idée de crainte (2).

Nous citerons encore Barthold - Florian
Gentmann qui a fait aussi un traité particulier
sur cette matière (3), le célèbre Stoll dont
l'opinion est d'un si grand poids, et dont les
réflexions nous semblent péremptoires (4),

(1) Voyez ses Lettres, t. 11, p. 288.

(2) Pouqueville, ouvr. cité, p. 18. Voyez aussi le
Traité de la Peste, par Senac.

(3) L'ouvrage de Gentmann est intitulé : *Tumulus
pestis*, etc. Francofurti, 1704.

(4) Méd. prat., trad. par P. A. O. Mahon, t. 11,
chap. ix.

enfin nous invoquerons aussi les observations nombreuses recueillies par les médecins qui, dans ces derniers temps, ont été en Orient, et qui ont mis à profit l'avantage de se trouver sur le théâtre où la peste déploie le plus communément ses fureurs.

Nous avons remarqué qu'avant le 15ᵉ siècle, aucun auteur n'a admis bien clairement la contagion, et que la plupart n'en parlent même nullement; nous avons vu également que si, depuis cette époque, ce système s'est établi, plusieurs auteurs d'un grand poids se sont efforcés de le renverser; avantage qu'ils auraient, sans doute, obtenu, s'ils eussent employé tous les moyens de conviction dont ils pouvaient faire usage. Examinons maintenant les faits sur lesquels les partisans de la contagion appuient leur opinion. Voyons si effectivement ils sont bien propres à la justifier. Ces faits sont principalement :

1° Le caractère contagieux de plusieurs autres maladies;

2° La prétendue contagion entre les animaux, dans des maladies de même nature que celles des hommes;

3° Le résultat attribué aux séquestrations;

4° Le prétendu germe de la contagion conservé dans quelques corps inanimés pendant de longues années , et regardé comme susceptible de se développer ensuite;

5° Le prétendu germe de la contagion conservé dans l'homme sain , et regardé cependant comme susceptible de se développer au bout d'un temps plus ou moins long ;

6° Les progrès de l'épidémie, sur-tout parmi les personnes qui ont entre elles le plus de relations;

7° La gravité des symptômes. Discutons chacun de ces points.

§ Ier.

Presque par-tout la nature est enveloppée de mystères que nous devons tâcher de pénétrer; mais nous devons également les respecter, quand, après de vaines recherches, nous sommes réduits à reconnaître les bornes étroites de notre intelligence. Aussi, pour croire à la contagion, ne demandons-nous pas qu'on nous en fasse voir le germe. Nous nous en rapportons aux faits qui la démontrent là où elle existe véritablement. Mais qu'elle se trouve dans certaines maladies , comme la petite-vérole , la rougeole, la syphilis, etc., ce n'est point une raison pour l'admettre dans les maladies épidémiques appelées typhus. Si son existence dans les unes autorisait à l'admettre dans les autres, on pourrait prétendre que la fièvre quarte, la pleurésie sont également contagieuses. Mais les typhus, dira-t-on, étant des maladies bien plus graves que celles-là, ce n'est point trop leur accorder que de les croire contagieux. Raisonnement vicieux par lequel on prouverait que la péripneumonie et la gangrène sont contagieuses, parce qu'elles sont plus graves que la gale. Que penser, dit l'auteur d'un des mémoires insérés dans le Traité de la Peste, par Senac, de tels raisonnements et de telles conclusions (1)?

§ II.

On dit que la contagion des typhus qui attaquent les hommes est prouvée par celle des typhus qui sont propres à diverses espèces d'animaux : mais c'est encore s'étayer d'un fait qui, lui-même, est contesté (2). Pour ne parler que des épizooties qui ont régné sur les bœufs et les vaches, en 1814 et en 1815, et dans lesquelles on a fait intervenir la contagion, nous rappellerons les observations de M. Huzard, l'un des hommes les plus instruits sur cette matière. Il a remarqué, d'après des

(1) Traité de la Peste, par Senac, part. 1ere, p. 168, et 169.

(2) Dict. des sciences méd., art. *Contagion.*

officiers autrichiens très-versés dans l'éco-
nomie domestique, que l'une de ces épizooties,
attribuée à des bœufs venus de Hongrie,
n'existait point dans ce royaume. D'où il est
aisé de conclure que c'est ailleurs qu'il faut
en chercher l'origine, et M. Huzard la trouve
dans les fatigues de la route, la mauvaise
nourriture, les intempéries de l'atmosphère,
etc. (1).

§ III.

Le résultat qu'on a cru obtenir des séquestrations sert aussi beaucoup à en imposer. Il
est bien vrai que ceux qui se séquestrent pendant les maladies épidémiques appelées typhus,
le contractent rarement ; mais est-il nécessaire d'en chercher d'autres raisons que l'avantage de jouir d'une habitation salubre, et des
autres choses les plus nécessaires à la vie,
et d'être, en général, exempt des soucis qui,
dans ces circonstances, rongent ceux qui
sont privés de ces ressources? *Cura est in
visceribus spina.* Hipp. (2).

______

(1) Extrait d'un rapport fait à la Faculté de Médecine de Paris, le 28 avril 1814, page 4.

(2) De morb. lib. ii, ed. van der Linden, t. ii,
p. 93, § LXX.

Nous sommes loin de prétendre que l'air qui règne auprès des malades soit toujours incapable de nuire. Il n'est pas même nécessaire que les hommes soient atteints de maladie, pour que l'air d'un lieu, où ils sont rassemblés, s'altère; c'est assez que ce lieu soit étroit, bien fermé, et qu'on y soit en grand nombre. On sait qu'un homme ne peut avoir moins d'une toise quarrée d'air pur et facile à renouveler, sans être exposé à des affections plus ou moins graves. Le sort de 146 prisonniers anglais, renfermés dans une prison étroite, par ordre du vice-roi de Bengale, présente un exemple frappant des effets de l'encombrement (1). Ici la cause était trop évidente pour qu'on s'y méprît; mais quand la même cause est moins manifeste, on attribue la mortalité à la contagion. C'est ce qui arriva à Oxford, en Angleterre, dans l'année 1559; à Taunton, dans le même royaume, vers l'an 1745 (2); un peu plus récemment à Dinan, en Basse-Bretagne, et en mille autres lieux (3). Arrêtons-nous quelques instants sur ce qui regarde l'épidémie de Dinan.

(1) Cullen, Méd. prat., trad. par Bosquillon, t. 1, p. 59.

(2) Id., ibid.

(3) Voyez nos Notices hist.

En 1779, d'autres prisonniers anglais, au nombre de 2000 environ, furent renfermés dans le château de cette ville, où ils occupèrent trois salles, dont chacune ne pouvait guère contenir que vingt lits. En peu de jours, il survint, parmi ces prisonniers, malades en grand nombre dès avant leur arrivée, une mortalité considérable. Beaucoup d'ecclésiastiques et de médecins ayant déjà péri, personne n'osait les remplacer ; de sorte que ces malheureux prisonniers semblaient être condamnés à une mort certaine, et devoir infecter tout le reste de la province. Mais le docteur Paulet, alors membre de la Société royale de médecine, aujourd'hui médecin du roi, à Fontainebleau, ne consultant que son zèle, et plein d'une juste confiance dans son art, se rendit auprès d'eux, conformément aux ordres du gouvernement. Bientôt tout changea de face. Par les conseils de ce savant médecin, des mesures furent prises pour faire cesser l'encombrement et la malpropreté. Il donna régulièrement à ces malades tous les autres soins dont ils eurent besoin, et la maladie cessa, comme se dissipa celle de Josephstadt, quand on eut exécuté les mesures indiquées par nous (1). Aussi M. Paulet reçut-il, de la part du gou-

______
(1) Voyez nos Notices hist., art. *Josephstadt.*

vernement, les témoignages les plus hono-rables (1).

Reconnaître que l'atmosphère qui entoure les malades est impure, ce n'est point abonder dans le sens des partisans de la contagion ; c'est au contraire un moyen de rendre raison du développement de la maladie chez certains individus, sans l'intervention de la contagion; c'est admettre seulement la nécessité de quelques précautions, ordinairement faciles et tout-à-fait exemptes d'inconvénients.

Nous terminerons cet article par la remarque que, de l'aveu même des partisans de la contagion, depuis l'usage des séquestrations, les typhus ont fait plus de ravages qu'auparavant (2).

§ IV.

La cessation des maladies épidémiques appelées typhus, malgré les communications les plus fréquentes, entre une multitude de personnes saines et les malades, et même malgré le séjour dans les lieux qu'ont habités ces derniers, ne paraît d'aucun poids aux yeux des partisans de la contagion, et le retour de la maladie est regardé comme une preuve de la

(1) Cette observation nous a été communiquée par M. Paulet, lui-même, qui veut bien nous honorer de son amitié, et nous aider de ses lumières.

(2) Voyez le chap. v de notre Mémoire.

contagion, quoiqu'il n'existe aucun danger à cet égard, et qu'il soit facile de reconnaître de nouvelles causes évidentes. Cette récidive est attribuée à un germe qui aurait pu se conserver depuis une dernière épidémie. On ne fait pas attention, que si, au bout d'un long espace de temps, comme vingt ou trente ans, il eût pu rester encore, ainsi qu'on l'a prétendu (1), des germes de cette maladie, on l'aurait toujours vue se renouveler par-tout où elle a régné. Ce retour aurait eu lieu beaucoup plus tôt; au moment même où la maladie a disparu, tout eût été rempli de ces prétendus germes; on ne considère pas que même elle n'aurait pas dû cesser.

On regarde comme susceptibles de conserver ces germes, pendant de longues années, *malgré les injures du temps*, des corps d'un très-petit volume, d'une nature qui n'a aucune analogie avec celle des principes que la contagion semble supposer dans ce cas, et qui ont à peine eu quelque contact avec une personne attaquée de maladie réputée contagieuse. On cite, à ce sujet, une foule de faits, entièrement dépourvus de vraisemblance (2).

(1) Traité des moyens de désinfecter l'air, par L.-B. Guyton-Morveau, p. 35o. Van Swieten, Comm. sur les aphor. de Boerrhaave, tom. v.

(2) Voyez le chapi re v de ce Mém., art. 1.

§ V.

On a dit également que le germe de la contagion pouvait se conserver pendant un certain temps, même dans l'homme vivant, sans se manifester par aucun de ses effets. On en a donné pour preuve le retour du typhus chez des personnes qui n'en avaient d'abord eu que des atteintes légères, tant pour l'intensité que pour la durée, et qui, depuis cette première attaque, n'avaient pas été exposées, même aux yeux des partisans de la contagion, à aucune communication suspecte.

C'est du moins par cette prétendue conservation qu'on a voulu expliquer la récidive en pareil cas. Mais on n'a fait qu'éluder la difficulté qui résulte, dans le système de la contagion, de ce que le typhus ne parcourt pas toujours ses périodes ordinaires, et de ce qu'il reparaît souvent dans des circonstances où l'on ne peut même soupçonner aucune communication illicite (1). Dans le système opposé, tout s'explique très-bien. On ne voit dans le cas dont il s'agit, comme dans tous les autres, que des effets proportionnés à des causes évidentes. Dans l'apparition légère et momentanée de la maladie, on voit l'effet de causes évidentes

(1) Voyez le chap. 11 de ce Mém., § v.

également légères et de courte durée ; et, dans la récidive avec des symptômes plus intenses et plus opiniâtres , on voit l'action prolongée de causes plus puissantes (1).

§ VI.

Ce qui en impose le plus, ce sont les progrès que font souvent les maladies épidémiques dont nous parlons , une fois qu'elles se sont déclarées dans un canton ; c'est aussi leur propagation qui a lieu presque exclusivement parmi les personnes qui ont le plus de communication entre elles.

Si dans une épidémie il y a d'abord peu de malades, quoique avec le temps ils doivent se multiplier beaucoup , il faut l'attribuer à ce que dans le principe les causes évidentes sont elles-mêmes moins nombreuses. Par la suite ce sont ces causes qui se propagent, et non la contagion , et le nombre des malades doit s'accroître avec elles.

Si, en second lieu , parce que les typhus règnent sur-tout parmi les personnes qui ont entre elles le plus de relations, on pouvait leur accorder le caractère contagieux , on pourrait reconnaître également ce caractère

(1) Voyez le chap. II de ce Mém., § VI.

dans certaines maladies, où peu de médecins ont osé l'admettre, telles que l'ophthalmie, les affections catarrhales, les fièvres intermittentes et les fièvres continues les plus bénignes et les plus ordinaires; car ces maladies règnent aussi principalement parmi les personnes entre lesquelles il y a le plus de communication. Si on veut chercher des preuves de ces communications, on ne manquera sûrement pas d'en trouver; comme dans le cas de ces taches qu'on appelle signes de naissance, on prétend souvent en avoir que les mères ont pensé à tel ou tel objet auquel on suppose de la ressemblance avec ces taches, quoique cet objet n'y ait aucun rapport (1). Mais ne doit-on pas remarquer que les personnes qui ont le plus de relations entre elles, étant en général de la même classe, habitant les mêmes lieux et se trouvant, en un mot, toutes exposées aux mêmes calamités, elles doivent toutes éprouver les mêmes maladies?

§ VII.

Les symptômes effrayants et souvent funestes que présentent les typhus ont contribué

____

(1) Voyez l'ouvrage intitulé : *Lettres sur le pouvoir de l'imagination des femmes enceintes*, 1745. Voyez aussi les leçons de M. le professeur Chaussier, à l'École de Médecine de Paris.

beaucoup aussi à faire naître les idées de la contagion et à les entretenir. Mais a-t-on besoin de chercher d'autres raisons de l'existence et de la nature de ces symptômes, que le nombre et la violence des causes auxquelles ils sont constamment subordonnés? L'organisme, assailli par des forces puissantes, est troublé et affaibli tout-à-coup à un degré extrême; quelques organes tels que l'estomac, les intestins, le cerveau, les glandes, conjointement avec le tissu qui les entoure, ces organes, dis-je, plus faibles que les autres parties, soit primitivement, soit par l'effet de causes morbifiques actuelles, sont aussi le plus gravement affectés; la maladie doit donc être caractérisée par la prostration des forces, la crainte, le découragement, des évacuations plus ou moins abondantes, des éruptions générales ou particulières, quelquefois la gangrène, la stupeur, le délire, en un mot, par tout ce qui annonce l'épuisement et le désordre dans toutes les fonctions : c'est, en effet, ce que l'on voit dans les typhus. Ainsi dans ces maladies les causes évidentes et les effets sont parfaitement en rapport. Tout prouve donc la suffisance des causes évidentes, et rien ne démontre l'existence de la contagion. Fort souvent, sans qu'il y ait épidémie, les médecins rencontrent chez certains malades des symptômes regardés comme des signes de typhus, ils en rencontrent même que l'on regarde comme des caractères de la peste, sans, néanmoins, songer à la contagion (1). Mais si les causes étant devenues plus actives et plus répandues, les maladies deviennent plus graves et plus nombreuses, alors l'idée de la contagion naît, quoiqu'il n'y ait rien de changé essentiellement dans les causes, ni dans la nature des symptômes, et le nom de typhus ou de peste est prononcé, comme cela avait lieu chez les anciens, avec cette différence que les anciens n'attachaient au mot peste que l'idée de grands ravages, qu'ils n'attribuaient à aucune cause occulte.

Par ce que nous venons d'exposer, nous croyons avoir démontré que les preuves qu'on a apportées en faveur de la contagion dans les typhus ne sont ni concluantes ni admissibles.

______

(1) Rel. hist. de la peste de Marseille, p. 389 et suiv. On verra plus loin, que nous avons remarqué de tels symptômes à Josephstadt, et qu'on en a observé également dans les hôpitaux de Dresde. Voyez nos Notices hist.

CHAPITRE II.

Le système de la contagion est-il vraisem-
blable ? Une multitude de faits en contrarient
tous les développements.

———

Ce qui a déjà été dit nous semblerait suffisant
pour justifier cette proposition ; cependant
nous y joindrons de nouvelles réflexions.

§ Ier.

L'existence seule du genre humain est une
preuve contre la contagion des typhus.

Ces maladies étant susceptibles de récidive,
quelque nombreuses qu'aient été de premières
attaques ; si elles étaient contagieuses, si leurs
germes se multipliaient ; se répandaient et se
conservaient comme on le prétend, il y a
long-temps que tous les hommes auraient succombé à leurs attaques réitérées. Mais dans
tous les lieux où des typhus ont régné, on a
vu survivre un grand nombre de personnes
qui en ont été atteintes, on a vu même la plus
grande partie des autres habitants en être
exempts, malgré les plus fréquentes commu-

nications (1), de même qu'on a pu remarquer que ces maladies ne se développent jamais sans l'influence de causes évidentes ; enfin on trouve une multitude de faits qui excluent toute idée de contagion : quelques-uns vont être indiqués dans l'article qui suit.

§ II.

Les typhus épidémiques ne sont subordonnés qu'à des causes évidentes (2).

On sait, par exemple, que dans les parages malsains de l'Afrique et de l'Amérique, un moyen de se préserver et même de guérir, lorsqu'on est menacé ou atteint des maladies épidémiques propres à ces régions et réputées contagieuses, est de changer de lieu (3).

(1) Ce qui a eu lieu sur-tout avant l'existence des lois sur les quarantaines, ce qui a constamment lieu encore dans tout l'Orient et dans l'Afrique.

(2) Hippocrate et Galien, loco cit. Facio, loco cit., p. 4, 12, 14, 15, 16, 17, etc., et beaucoup d'autres auteurs, qu'il serait également trop long de citer ici. Traité de la Peste, par Senac, part. 1ere, p. 178, 179, 180. Gavet, Traité de la Peste, p. 113.

(3) M. le baron Desgenettes, Hist. méd. de l'armée d'Or., part. 1ere, p. 36, 37, 38, 78 et 247.

M. le baron Larrey, Relation hist. et chirurgicale de l'expédition de l'armée d'Or., etc., p. 131.

Suivant les observations multipliées de différents voyageurs, que, dans les ports de l'E-

Le docteur Dalmas, Recherches sur la fièvre jaune,
p. 193, 194.

Le docteur Blin, Remarques sur la maladie épidémique de Cadix, an ix, p. 40 et 41, et plusieurs autres
auteurs cités par ce docteur.

Le docteur Assalini, Observations sur la peste, p. 7
et 8 du rapport sur cet ouvrage fait à l'École de Méd.
de Paris, et p. 25, 26, 27, 45, 46, 47, 48, 49, 50,
51, 52, etc. du corps de l'ouvrage.

Voyez l'art. *Peste* dans l'Encyclopédie. Cette maladie y est attribuée aux exhalaisons du Nil.

Nous croyons devoir rapporter les propres paroles
du docteur Pugnet, qui admet la contagion, mais dont
l'ouvrage contient des observations très-judicieuses et
très-concluantes en faveur de la non-contagion.

« La contagion (il eût fallu dire la maladie) s'était
rigoureusement circonscrite dans l'enceinte de Damiette. Quoique cette ville ait conservé toutes ses relations extérieures............ Nous ne nous sommes presque pas aperçu que ses dehors, et, à plus forte raison, les lieux plus distants, aient souffert.

» Un bataillon de la 25ᵉ demi-brigade, pendant son
séjour en cette ville, faisait seul plus de perte que tous
les autres corps réunis. Il partit pour Mansourah,
laissa un malade en route, et dès-lors fut exempt de
toute infection.

» Il a suffi à la garnison entière, pour se mettre hors
d'atteinte des miasmes *contagieux*, de traverser le Nil,
et de camper sur la rive opposée.

gypte, par exemple, il arrive des bâtiments dont les équipages soient atteints du typhus oriental ; que ces équipages aient avec les ha-

» Ceux qui ont observé combien l'humidité de l'atmosphère se concentre dans les rues étroites et couvertes de Damiette, dans ses maisons obscures et malpropres, dans ses *okels* toujours encombrés, dans tout son intérieur, que pénètre avec tant de difficulté la chaleur et la lumière du soleil, ne sont point surpris de voir s'y concentrer également le foyer de la *contagion.* » On ne doit point être surpris d'y trouver une insalubrité extrême, et, par conséquent, d'y voir régner fréquemment, ainsi que dans d'autres lieux de l'Orient et des autres parties du monde exposées aux mêmes inconvénients, des maladies très-graves. Loco cit., p. 175 et 176.

On pourrait ajouter aux autorités que nous venons de citer, l'exemple de cette maladie qui ravageait la flotte des Romains, et que Varron arrêta en condamnant certaines fenêtres, et en en faisant pratiquer de nouvelles; celui de l'épidémie d'Agrigente, qui se dissipa quand Empédocle eut fait boucher une gorge de montagnes par laquelle soufflait, sur la ville, un vent délétère, et beaucoup d'autres que l'histoire ancienne nous fournit également. Dans des temps moins éloignés, Londres et Marseille ont offert des exemples aussi remarquables, et plus récemment, on en a vu de pareils en différentes régions, notamment à Constantinople, vers le commencement de 1816, et à Parme, vers le commencement de 1817. Dans cette dernière ville, des mesures prises pour mettre un terme à la misère, en mirent un également à l'épidémie qui en était la suite.

bitants les plus grandes communications : si c'est à l'époque où l'eau du Nil coule avec rapidité dans son propre lit et dans ses nombreux canaux ; si les vents étésiens ont succédé aux vents délétères du midi, alors la maladie, quoique dans le lieu où elle paraît aujourd'hui avoir principalement établi son empire, se borne uniquement aux individus qui composent ces équipages ; et même, s'ils se rendent à terre, non-seulement ils ne communiquent pas leur maladie, mais elle se dissipe en peu de temps. Mais si les canaux sont remplis d'eaux stagnantes, verdâtres et infectes ; si l'eau du Nil lui-même, dont le cours est ralenti pendant les trois quarts de l'année, a contracté ces mauvaises qualités ; si les vents du midi, sur-tout ceux du kampsin, règnent, dans ce cas, que des équipages atteints de typhus arrivent ou non, cette maladie ne manque jamais de se développer et de se répandre plus ou moins (1) ; comme en Amé-

(1) Prosper Alpin, *De Med. Ægyt.* lib. 1. Savari, Lettres sur l'Egypte, t. 111, p. 3, 6, 7, 9, 10, 11.

M. le baron Desgenettes, loco cit., p. 247 et 248.
M. le baron Larrey, loco cit., p. 95, 96, 127, 132, 133, 134 et 135.

Le docteur Boussenard, Dissertation sur la peste, p. 36.

rique, dans certains temps de l'année seulement, la fièvre jaune se manifeste auprès de certains criques sans se communiquer aux lieux voisins (1); comme dans une ville assiégée il se développe, par suite des calamités de la guerre, des maladies autrefois appelées peste, et maintenant typhus, ou fièvres atoniques, qui cessent aussitôt que le siége est levé, quoique alors les communications, loin de diminuer, se trouvent plus fréquentes.

Il semble que l'on connaît assez maintenant l'activité et la multitude des causes évidentes qui surviennent presque chaque année dans toutes les Echelles du Levant, en divers autres points de l'Asie et de l'Afrique, ainsi que dans quelques-uns des parages de l'Amérique, pour sentir qu'il n'est pas nécessaire d'aller chercher ailleurs que dans ces causes la véritable source des maladies épidémiques qui s'y développent. De semblables causes à peu près s'étant quelquefois manifestées en Eu-

---

Le docteur Pugnet, loco cit., p. 175, et de la p. 200 à la p. 204. Ces pages contiennent particulièrement des remarques d'une grande importance; elles nous paraissent décisives.

Le docteur Pouqueville, loco cit., p. 8 et 9.

Bruce, Voyage en Nubie et en Abyssinie, etc., t. 8, chap. XI.

(1) Le docteur Dalmas, loco cit.

rope, elles y produisirent des maladies semblables. Mais le plus communément ces maladies ont pris leur origine dans les maux
entraînés par l'état de guerre, état de trouble,
d'anarchie, de désordres, de vexations, état
enfin qui rassemble toutes les misères humaines,
qui se renouvelle si fréquemment sur tous les
points du globe, que signalent toujours de
nouvelles fureurs, et dont la plupart des maladies épidémiques appelées peste ou typhus
furent précédées ou accompagnées. Jetons un
coup d'œil rapide sur ce qui se passe généralement en pareilles circonstances.

Une assez grande partie des habitants, contraints à loger les soldats, n'ont pour leur
habitation et celle de leur famille, souvent
nombreuse, qu'une seule chambre, quelquefois fort insalubre par elle-même, et où
se trouvent aussi des animaux. Cette habitation, déjà ainsi encombrée, recevant de nouveaux hôtes, ne contient bientôt plus qu'un
air corrompu. En supposant même que les
soldats et les gens de la maison eussent tous
grand soin d'entretenir la propreté, soin peu
ordinaire, cet air ne laisserait pas de s'altérer
en peu de temps, sur-tout si, faisant usage
d'un poêle, on a menagé peu d'ouvertures
par le moyen desquelles il puisse se renouveler.

Alors, par suite de cette seule cause, des maladies doivent se déclarer et se propager d'autant plus promptement que le nombre des soldats est plus grand et leur séjour plus long. Ces maladies doivent être communes aux soldats et à leurs hôtes ; c'est, en effet, ce qu'on voit ordinairement. Ils pourraient s'en prendre les uns aux autres, s'ils reconnaissaient qu'il y a réciprocité et que cette réciprocité a lieu par les causes que nous avons exposées ; mais souvent chacun se flatte que le mal ne vient nullement de lui, et quelques historiens eux-mêmes portent un jugement semblable. Ils disent tantôt que l'armée a trouvé la peste dans tel pays où elle a passé, tantôt, au contraire, que c'est elle qui l'y a répandue. Mais si, comme tous les médecins le savent, comme le prouvent mille faits, l'haleine seule d'un certain nombre de personnes logées dans des chambres ou des salles trop étroites, peut en altérer beaucoup l'air, que ne doit-on pas redouter, lorsque, à cette cause, il s'en joint plusieurs autres ? Si les gens de la maison sont malpropres, s'ils conservent des substances alimentaires, ou d'une autre espèce, susceptibles de fournir des miasmes ; si la constitution de l'air est par elle-même généralement insalubre ; si les soldats arrivent fréquemment

avec des habits mouillés par la sueur ou par
la pluie, qui produisent également des miasmes aussi nuisibles que désagréables à l'odorat; enfin, si à toutes ces causes on ajoute les
autres calamités, compagnes ordinaires des
guerres, et sur-tout des guerres de longue
durée, telles que la disette, les aliments malsains et les mauvaises boissons, de grands
changements dans le genre de vie, l'inquiétude, la consternation, la terreur, etc., on
trouvera, sans doute, des raisons suffisantes
pour expliquer l'origine des maladies que l'on
voit assez souvent se développer aux armées,
parmi les habitants des pays où elles séjournent,
et même parmi ceux des pays qu'elles ne font
que parcourir.

Il doit être bien prouvé aujourd'hui que ces
maladies épidémiques, qui ont régné dans les
temps anciens, mises depuis le 15e siècle au rang
des maladies contagieuses, n'avaient pas ce caractère. Déjà on convient assez généralement
que les vingt-sept pestes dont parle Tite-Live,
ne provenaient que de causes évidentes. On
ne tardera pas, sans doute, à reconnaître qu'il
en est de même pour les épidémies dont font
mention les autres historiens. C'est le jugement
qu'en ont porté eux-mêmes ceux des historiens
et des médecins qui ont eu soin d'examiner les

faits et de les bien peser (1). Rapportons seulement ici ce que dit Maret, dans un mémoire sur l'usage d'enterrer les morts dans les églises, etc.

« La France fut nombre de fois exposée aux ravages de la peste, dans les 10e, 11e, 14e, 15e et 16e siècles ; et l'histoire nous apprend que dans ces temps malheureux des guerres intestines et des famines jonchaient de cadavres la surface du royaume; que l'agriculture négligée avait transformé la plupart des provinces en marécages, et que l'obligation de se mettre en défense, amoncelant les peuples dans les villes, en rendait le séjour infect et d'autant plus dangereux, que la police, méconnue et impraticable, ne pouvait prévenir les inconvénients de la malpropreté (2). »

M. O-Ryan, auteur d'un autre mémoire sur le même sujet, et qui cite ce passage, dit immédiatement après: «Pourquoi chercher une cause extérieure à une maladie qu'il est tout simple d'attribuer à des causes admises et re-

---

(1) Voyez indépendamment des auteurs déjà cités, Homère, Iliade, liv. 11 ; Hérodote, De l'Egypte; Procope, lib. 11, De bello Persico ; Evagre, Hist. eccl., l. 1v, c. xxix ; Gauvet de Rumilly, De la Peste ; Colombier, Hygiène mil., etc.

(2) Loco cit., p. 14.

connues de tous les médecins du monde? Y a-t-il le moindre doute que ces fièvres, réputées contagieuses, malignes ou épidémiques, auxquelles l'ignorance des siècles dont parle l'auteur a donné le redoutable nom de peste, ne dussent leur origine au miasme humain et au miasme marécageux (1) ? » Ce qu'on vient de dire de ces épidémies peut s'appliquer à presque toutes les maladies épidémiques qui ont régné depuis les temps les plus reculés, notamment pendant ces dernières années, comme on pourra, si je ne me trompe, en juger, par les notices historiques qui seront placées à la fin de ce mémoire.

§ III.

La communication passagère avec les malades, le contact du pus, ni même son inoculation, ne suffisent pas pour donner le typhus.

Les médecins de l'expédition d'Egypte ont remarqué qu'une multitude de personnes, même des corps d'armée entiers, ont communiqué pendant long-temps avec des pestiférés, sans contracter la maladie. Par-tout ces médecins bravent eux-mêmes impunément la prétendue contagion. Les médecins du pays ne sont ni plus réservés ni plus malheureux.

(1) Loco cit., p. 82.

M. le baron Desgenettes s'inocule le pus d'un bubon dans l'aine et dans le voisinage du creux de l'aisselle; il n'en résulte qu'un peu de rougeur à l'endroit des piqûres. Le docteur Assalini reçoit sur les mains le pus des bubons dont il fait l'ouverture; il couche dans des draps apprêtés par une femme pestiférée : une autre femme se repose la veille de sa mort sur le lit de ce médecin; il touche régulièrement le pouls à tous ses malades, pour faire voir que la maladie ne se communique pas, et, en effet, il n'en reçoit d'atteintes dans aucun cas. Le général en chef donne le même exemple, et il obtient le même résultat. Les habitants du pays, Egyptiens, Turcs et Syriens, communiquent de même avec les pestiférés, et peut-être avec moins de précautions; ils se servent des hardes des morts sans les désinfecter; les lois sur les quarantaines sont fréquemment violées, et cette négligence n'a aucun inconvénient (1).

(1) Beaucoup d'auteurs ont fait des remarques semblables à celles que nous venons de présenter. Nous citerons seulement.

Procope, lib. II, *De bello Persico.*

Evagre, Hist. eccl. , l. IV, c. XXIX.

Cardan, *De varietate rerum*, lib. VIII, c. XLVIII.

M. le baron Desgenettes, loco cit., p. 19, 21, 25, 26, 86, 87, 88, 89, 108.

Nous omettons une infinité d'autres faits qui militeraient également contre le système de la contagion. Nous parlerons seulement encore des effets attribués à divers moyens employés comme prophylactiques contre cette cause. Les succès que l'on croit avoir obtenus de tels moyens sont autant d'exemples en faveur de la non-contagion.

§ IV.

Difficulté de justifier l'opinion que le typhus épidémique, appelé peste, tire exclusivement sa source d'un foyer unique.

On a pensé qu'une certaine espèce de typhus, appelée typhus oriental ou peste, avait un foyer primitif unique, d'où il se répandait dans toutes les autres régions qui de temps en temps servent de théâtre à ses ravages. Mais on doit être fort embarrassé pour le choix du lieu où se trouverait un tel foyer. Ce typhus règne fréquemment dans beaucoup d'endroits

Le docteur Assalini, loco cit., de la p. 4 à la p. 13, et p. 47, 48, 50 et 51.

Le docteur Pugnet, loco cit., p. 147, 148, 175. Thèse des docteurs Cattet et Gardet, sur la contagion, p. 327.

Encyclopédie, art. *Peste*, p. 508.

en même temps (1). Cette simultanéité ne pouvant être contestée, à quel lieu faudrait-il donner la préférence ? Suivra-t-on l'opinion qui le fait passer de l'Ethiopie ou de Constantinople en Egypte ? ou bien préférera-t-on celle qui le fait aller au contraire de l'Egypte à Constantinople ? Dût-on ne chercher ce lieu qu'en Egypte, la difficulté ne laisserait pas d'être fort grande ; et si c'est ailleurs que dans les régions indiquées, quel endroit choisira-t-on entre Smyrne, Alep, Bagdad, Erzeron, Bassora, etc., etc.? Des épidémies appelées peste sont très-fréquentes dans toutes ces villes et dans toutes les contrées qui les entourent. En supposant que, dans quelques-unes de ces villes, les épidémies dont nous parlons soient plus rares que dans les autres, est-ce une raison pour ne pas accorder à toutes un si funeste privilége ?

§ V.

Difficulté, pour ne pas dire impossibilité, qu'on trouve dans le système de la contagion d'expliquer la cessation des typhus.

Dans ce système, il doit être au moins fort difficile de concilier la cessation des épidémies avec la manière dont on prétend souvent pou-

(1) Le baron Desgenettes, loco cit., p. 247.

voir rendre raison de leur développement.

Le prétendu venin de la contagion des typhus a été comparé au levain qui fait lever
la pâte, et au feu qui cause un incendie.
Ce venin, dit-on, se multiplie dans les corps
où il pénètre, et, de ces corps allant à d'autres,
il se multiplie encore ; de sorte qu'une petite
quantité de ce même venin peut infecter toute
la terre. *Crescit eundo*, dit dans un endroit
un des plus grands partisans de la contagion (1). On a dit aussi que la maison où quelqu'un meurt est comme un foyer qui darde
ses rayons d'infection dans toute la ville (2) ;
que le dernier soupir d'un mourant était un
germe de peste (3) ; enfin, que le mal s'accroît
par le nombre des victimes (4).

Cependant on sait que les typhus se dissipent
toujours au bout d'un certain temps, et quelquefois, assez souvent même, à une époque
où peu auparavant ils exerçaient les plus
grands ravages. Alors, suivant le système établi, le haut degré du mal ne serait que

(1) Astruc, Mémoire sur l'origine de la contagion,
trad. de Scheuchrer, p. 10 et 40.

(2) Dégner, Hist. méd. *De Dysenteriá bilioso-cont.*

(3) Leclerc, Traité de la contagion. Pétersbourg, 1771.

(4) Traité des moyens de désinfecter l'air, par G. M.,
disc. prél., p. xxij. Voyez les réflexions faites par cet
auteur dans le même endroit.

l'annonce de nouveaux progrès ; alors la contagion se serait créé de nouveaux germes de tous côtés ; tous les individus atteints de la maladie seraient autant de foyers et de sources fécondes de son venin, autant de volcans, pour ainsi dire ; qui vomiraient leurs laves de toutes parts. La cessation des typhus doit donc paraître impossible, ou du moins inexplicable.

Peut-on, en effet, concilier cette cessation de la maladie dans un moment où il en existerait une si grande quantité de germes, avec son apparition à la faveur de causes aussi légères que celles qu'on lui suppose ordinairement (1)? Quelques brins de paille, ou quelque autre substance aussi peu susceptible de putridité (2), et qui aurait à peine éprouvé le contact d'un malade, auraient la faculté de recevoir un venin contagieux, de le conserver pendant de longues années, même, quelquefois, malgré le froid, le vent et la pluie ; ce venin se répandrait ensuite avec la plus grande facilité ; il se multiplierait de manière à at-

(1) Voyez chap. v, § 1er.

(2) On regarde généralement le principe de la contagion comme un levain de putréfaction. *Voyez Septalius, Louis, de Peste,* etc., p. 25 et suiv., et beaucoup d'autres auteurs.

teindre une grande partie des habitants d'une
ville ou d'un canton ; et cette multitude de
malades, dont chacun, ainsi que tout ce qui
l'entoure, serait devenu un foyer immense de
contagion, ne communiquerait la maladie à
qui que ce soit : des foyers si multipliés, si
répandus, si évidents, des germes si actifs seraient sans effet, lorsqu'un seul, quoique
extrêmement borné, quoique invisible même,
en aurait produit de si grands : c'est ce qu'on
ne peut concevoir. Prétendre que les choses
doivent se passer ainsi, c'est comme si l'on
disait qu'un corps un peu chaud doit tout
embraser, et qu'un brasier ardent, au lieu de
brûler une infinité d'objets très-combustibles,
dont il serait immédiatement entouré, s'étein-
drait de lui-même (1). Aussi beaucoup de
partisans de la contagion ne peuvent-ils s'empêcher d'exprimer leur étonnement, de ce
qu'avant le quinzième siècle les typhus se dis-
sipaient, quoique l'on ne désinfectât, ni ne
brûlât ce qui avait été à l'usage des malades,
ne songeant même nullement à de telles mesures. On est étonné sur-tout de ce qu'ils cessent

(1) Si le *fomes*, dit Facio, est semblable au feu par
la manière dont il se propage, pourquoi ne suit-il pas
la condition du feu, qui, plus il est grand, plus il s'é-
tend facilement ? *Voyez loco cit.*, p. 158, 159 et 160.

même dans le temps des chaleurs (1) ; et cet étonnement doit paraître fort naturel.

Mais quelques partisans de la contagion savent tout expliquer. Ils prétendent que le levain des typhus se ralentit à mesure qu'il se multiplie; ce qui est une contradiction et non une véritable explication. Il en est qui attribuent la contagion à l'abondance de la transpiration, disant que les typhus peuvent cesser, dans le temps même où le nombre des malades est très-considérable, parce que la prodigieuse quantité de corpuscules contagieux dont toute l'atmosphère avait été imprégnée se trouve absorbée par cette multitude de malades. On ne finirait pas, dit un auteur, si on voulait ramasser toutes les contradictions où le système de la contagion a engagé ceux qui le soutiennent (2).

§ VI.

Facilité d'expliquer la cessation des typhus dans le système de la non-contagion.

La difficulté qui existe pour les partisans de la contagion, en voyant ses prétendus effets se dissiper, lorsque ses foyers se sont le plus

(1) Dissertation d'Astruc sur la peste de Marseille, trad. par Scheuchzer, p. 44, 45 et 46.
(2) Senac, loco cit., p. 182, 184.

4.

multipliés, et lorsqu'il règne une température qu'ils croient la plus favorable à son développement ; cette difficulté n'a pas lieu pour ceux qui regardent comme une chimère cette contagion des typhus , et qui ne voient la source de ces maladies que dans des causes visibles et passagères.

Ces maladies cessent sous toutes les températures, et malgré tous les prétendus foyers de la contagion, lorsque les causes évidentes sont détruites, comme elles persistent, tant que ces mêmes causes sont agissantes.

Que nous remontions aux temps anciens, ou que nous examinions seulement ce qui s'est passé plus récemment , par-tout nous ne trouverons que des exemples en notre faveur (1).

Si les véritables causes des typhus ne sont pas toujours aussi évidentes que dans le cas de guerre , de siéges , de disette , etc., elles n'en existent pas moins. Il est étonnant que dans un siècle aussi éclairé que le nôtre , on aille chercher des causes occultes et souvent éloignées , pour se rendre raison du développement , comme de la cessation de la maladie , lorsqu'on en a sous les yeux de si frappantes.

(1) Voyez les Notices historiques, etc. , placées à la fin de ce Mémoire.

Si on objectait que les épidémies dissipées par suite de la disparition des causes évidentes qui les avaient précédées ou accompagnées, n'étaient pas de vrais typhus, il faudrait déclarer aussi que ces maladies n'ont jamais existé, parce qu'il n'y a aucune des épidémies auxquelles on a donné ce nom, ou un autre à-peu-près synonyme, qui n'ait cessé en pareilles circonstances.

Par tout ce qui précède nous avons vu que dans les maladies épidémiques les effets ne supposent que des causes évidentes qui règnent en même temps, et que, par conséquent, on peut juger de ces causes par ces effets; nous ajouterons ici que l'on peut en juger également par la nature des moyens les plus efficaces en pareils cas. Ces moyens sont une habitation saine, des ventilateurs pour les lieux où l'air ne se renouvelle point assez, un exercice modéré, la tranquillité de l'esprit, l'usage d'aliments et de boissons de bonne qualité, la propreté et d'autres soins analogues. Or, de tels moyens, qui sont même propres à mettre à l'abri des maladies dont il s'agit, ne pourraient rien contre des miasmes contagieux réels, ou du moins ils produiraient peu d'effet.

CHAPITRE III.

Le système de la Contagion n'est point admissible.

Une opinion ne peut être reçue que quand elle prouve ou qu'elle explique quelque chose ; et nous croyons avoir démontré que l'opinion de la contagion ne prouve rien, n'explique rien, ne rend raison de rien. En effet, cette opinion ne peut rendre raison d'aucun des symptômes des maladies épidémiques, appelées typhus ; elle ne peut en expliquer ni l'origine, ni le développement, ni les progrès, ni la terminaison. Par conséquent, le système auquel elle sert de base ne présente aucun caractère qui le rende admissible.

CHAPITRE IV.

Les maladies appelées Typhus sont analogues à beaucoup d'autres maladies très-fréquentes, ou plutôt, elles sont absolument les mêmes. Si quelquefois les effets de ces maladies sont terribles, du moins elles ne sont pas contagieuses ; on peut, sans danger, moyennant des précautions ordinairement faciles, se livrer au soulagement des malades.

On ne voit rien, en effet, dans les maladies épidémiques appelées typhus, qui ne soit relatif aux causes évidentes qui les accompagnent constamment, et qui ne ressemble à ce qui se présente, du moins de temps en temps, dans des fièvres ordinaires, appelées putrides ou adynamiques, malignes ou ataxiques, et où généralement on ne soupçonne rien de contagieux. Si entre les unes et les autres il y a de la différence, ce n'est que par certaines complications qui ne supposent qu'un degré d'intensité plus considérable, dont les causes évidentes peuvent aisément

rendre raison, et qui ne constituent point
une différence essentielle. Telles sont les
idées qu'avaient les anciens (1); ce sont
même celles de beaucoup de modernes (2).
Le docteur Pouqueville parle de fièvre ordinaire appelée putride ou adynamique, changée
en peste, et de peste changée en fièvre ordinaire, par suite du seul changement de l'état
de l'atmosphère (3). On ne parle ici de changement d'une maladie en une autre, que pour
s'accommoder aux idées reçues entre un assez
grand nombre de médecins; mais il n'y a véritablement eu de changement que dans le
degré de la maladie. Que l'on suppose plusieurs personnes douées absolument de la
même complexion, et menant le même genre
de vie; que les unes habitent les bords des
canaux en Égypte, d'autres les bords des

(1) Hip .et Gal. — Gal. op. omn., t. 3, p. 546, comm.
3 , in lib. de morb. vulg.

(2) Sydenham , Méd. prat. , trad. par Jault , p. 79.
Courraigne, Tract. de febr., cap. de febr. pestil. et peste,
p. 367 et seq. Pringle, Observations sur les maladies des armées , p. 111 , chap. VII , p. 287. Grant, Recherches sur les fièvres, etc. , trad. de l'anglais, par
Lefebvre de Villebrune. Stoll, Méd. prat. , trad. de
P. A. O. Mahon, t. 11, p. 62 et s. Pouqueville, loco
cit. , p. 28, 29, 34 , 35 et 49.

(3) Id., ibid.

criques en Amérique ; que ceux-ci soient exposés à la température de nos étés, que ceux-
là soient placés dans quelques-uns de nos cantons marécageux : dans certains temps de
l'année, les premiers pourront être atteints de
peste, tandis que les seconds éprouveront la
fièvre jaune, les troisièmes la fièvre bilieuse,
et les quatrièmes une fièvre intermittente
simple, sans qu'on puisse attribuer la maladie
d'aucun à quelques communications illicites.
Les partisans de la contagion eux-mêmes ne
regardent point comme essentiels à la peste,
les bubons et les charbons. En effet, ils présentent également, quelquefois, comme simples
fièvres malignes ou ataxiques, des maladies où
ces accidents se sont manifestés (1), et ils regardent comme pestilentielles, des maladies
où ces mêmes accidents n'existaient pas (2);
donnant ainsi à la même maladie, tantôt une
dénomination, tantôt une autre, suivant ce
que paraît exiger le système qu'ils veulent
soutenir.

(1) Relat. hist. de la peste de Marseille, p. 389 et
390. Le passage est très-important relativement au
point que nous traitons ici, et en particulier relativement à la question de la contagion dans la fameuse
peste de Marseille.

(2) Ibid., p. 29, 49, 51 ; et Relat. de la peste de
Toulon, par d'Antrechaus, p. 70, 71, 87 et 88.

Tous les médecins conviennent que les typhus sont des maladies dangereuses ; mais ceux
qui ont particulièrement fixé leur attention
sur cet objet, ont reconnu que ces maladies
n'ont rien de contagieux ; ils se sont convaincus que l'on pouvait, sans danger, porter
des secours aux malheureux qui en sont atteints ; du moins, en prenant certaines précautions ordinairement faciles et exemptes
d'inconvénients. Il est sans doute inutile d'observer que si un séjour passager, si quelque
contact également momentané avec les malades, ne peuvent avoir des suites graves, il
n'en est pas de même d'un long séjour, sur-
tout si on se plonge, pour ainsi dire, dans les
miasmes qui s'en exhalent. Il n'est pas nécessaire non plus de dire que l'on doit observer
scrupuleusement toutes les autres règles de
l'hygiène particulièrement applicables à la
circonstance, règles dont on sentira aisément
la nécessité, lorsqu'on aura une idée exacte
des véritables causes de l'épidémie. Nous observerons cependant encore que le précepte
de ne point se rendre auprès des malades
sans avoir pris quelques aliments, est très-mal
fondé, si ce n'est pour le cas où l'on en éprou-
verait le besoin.

CHAPITRE V.

Inconvéniens du système de la contagion.

> *Fabularum, mendaciorum,* præjudiciorum copiam et idololatriam pedibus calcemus. Fautores contagii absoluti licet opinionem meam periculosam , nec ne nominent. Nos verò impendentes veritati, eam testificemur. Miseris consolationes offeramus...... non jam filii patres deserent, non sponsa virum sive liberos , non vir teneram uxorem, non sanguinis officia neglecta manebunt. Æger in cubili tristissimo jacens solatium admittet..... Profiteamur animum timoris expertem , corpus sanum et à causis debilitantibus immune ; aerem inficiatum non timere , et contagium minimè reformidare.
>
> Pouqueville, *De Peste orientali ,* p. 30 et 31.

Le système de la contagion , fruit de l'imagination et de la peur, a des inconvénients très-graves. Ces inconvénients peuvent se réduire à trois chefs, savoir :

1º L'ignorance des véritables ou du moins des principales causes de l'épidémie ;

2º La privation des secours nécessaires, et l'emploi de prétendus médicaments plus ou moins nuisibles ;

3º La terreur et des mesures de police

dont il suggère l'idée, qui, loin de faire cesser le mal ou de le prévenir, produisent des effets tout contraires.

§ Ier.

Ignorance des véritables ou du moins des priacipales causes de l'épidémie.

Æstimatio causæ sæpè morbum solvit.
Hipp., lib. *De arte.*

Ordinairement l'idée de la contagion absorbe presque toute l'attention, et avec cette idée seule, on croit pouvoir se rendre raison d'un grand nombre de symptômes qui ne proviennent que de causes évidentes : on ne songe même pas à celles-ci, quoique très-faciles à reconnaître ; si quelquefois on les remarque, c'est pour ne les considérer que comme secondaires ; d'où il suit qu'on ne met pas dans leur examen, ni dans la recherche des moyens propres à les combattre, autant de zèle qu'il serait nécessaire. Aussi beaucoup d'auteurs se sont-ils plaints de l'obscurité, de l'ignorance absolue même qui ont toujours régné sur ce point, depuis la naissance du système de la contagion. Tel est le langage de Rondelet : « *Multi de causis hujus febris disputarunt, sed pauci morbi essentiam docuerunt* (1). »

« On peut même avancer, dit Lieutaud, que cette cruelle maladie confondra toujours le raisonnement et même l'expérience des médecins les plus éclairés (2). »

« Il n'est aucun point en médecine, observe le docteur Nacquart, qui l'emporte sur la contagion en obscurité, comme il n'en est aucun dont l'importance soit plus grande. Sur aucun non plus on n'a avancé autant d'hypothèses aussi opposées les unes aux autres…. De cette foule d'opinions contradictoires est résultée l'incertitude que l'on trouve dans les écrits des auteurs et la versatilité que l'on remarque dans leur pratique relativement aux maladies contagieuses, » ou réputées telles (3).

Tous les partisans de la contagion conviennent qu'on est réduit à des probabilités sur la voie par laquelle la contagion des typhus se répand (4).

(1) De curandis febrib., p. 733.
(2) Méd. prat., t. 1, p. 83. — Voyez aussi l'ouvrage du docteur Pouqueville, déjà cité, p. 5.
(3) Dictionnaire des sciences méd., art. *Contagion.*
(4) Voyez, entre autres, Paré, liv. de la Peste, ch. 1er; le Traité de la Peste, par Senac, p. 1ere et 76; Lieutaud, loco cit., p. 82 et 83; Pugnot, loco cit., p. 103.

Il serait fastidieux de rappeler toutes les idées qu'on a émises sur les premières causes des maladies épidémiques réputées contagieuses, qui n'avaient d'autres sources que de longues guerres, la famine, des intempéries ordinaires, mais trop prolongées, enfin de grandes calamités évidentes quelconques ; nous nous bornerons à quelques-unes. On a parlé de l'influence des planètes, *conjunctiones planetarum in Saturno*, de pluies de feu, de germes analogues à ceux des plantes et des animaux, d'une corde, d'un manteau, d'une cravate, d'un chat, d'un chien, de mouches (1), de rampes d'escalier graissées avec des emplâtres imprégnés de la matière des bubons pestilentiels (2), etc., etc.

Les recherches sur la nature même des maladies réputées contagieuses n'ont pas produit moins de rêveries, ni moins contribué à

(1) Pestalozzi, Avis de précaution, p. 26 et 27.

(2) Des malheureux furent brûlés à Toulouse, comme semeurs de peste par ce dernier moyen. — Voyez Arrêts notables du parlement de Toulouse, par Laroche Flavin, liv. 3, tit. 7 ; Lafaille, Annales de Toulouse, sur l'année 1542. — Un nommé Caddoz fut tenaillé, décapité et écartelé en 1530 ; et Lentille mourut dans le tourment de la question en 1545. Ces faits sont encore aujourd'hui d'un grand poids aux yeux des partisans de la contagion.

faire adopter pour la guérison de ces maladies des méthodes aussi meurtrières qu'absurdes.

§ II.

Privation des secours nécessaires dans les typhus, et emploi de moyens plus nuisibles qu'utiles.

Ignoti nulla est curatio morbi.

C'est pour avoir trop négligé la recherche des véritables causes des maladies, qu'il s'est formé et qu'il existe encore dans le vulgaire et même parmi des hommes d'ailleurs très-éclairés, tant de fausses idées sur la nature et et sur le traitement d'un grand nombre d'entre elles. Cette remarque doit sur-tout s'appliquer aux maladies réputées contagieuses.

On ne pourra qu'être bien péniblement affecté, si on considère que, depuis le 15e siècle, dans les maladies épidémiques, le sort de tant de milliers d'hommes, de tant de peuples, a été sacrifié à de vains systèmes, qui mettent des causes occultes à la place de causes évidentes, et qui par-là font prendre une route tout-à-fait fausse. Écoutons le langage, à ce sujet, de quelques auteurs très-judicieux et très-éclairés.

Le traitement de ces maladies, dit-on dans le Traité de la peste publié par Senac, n'est ni sûr ni rationnel ; on n'a pu saisir encore des principes qui fussent des guides assurés..... La matière qui les forme étant inconnue, ajoute-t-on, on ne peut opposer des remèdes dans lesquels on connaisse quelque rapport avec elles (1).

De cette funeste équivoque, dit un autre auteur, parlant des méprises où jette nécessairement le système de la contagion, de cette funeste équivoque, qu'il est très-difficile et même impossible d'éviter, provient la grande mortalité qui accompagne les maladies contagieuses (2).

Avant Gavet, Paré avait dit : « Comment sera-t-il possible de guérir cette contagion par vraie méthode, attendu que sa cause ne peut être connue (3) ? »

La thérapeutique des auteurs qui ont le plus écrit sur le traitement des maladies réputées contagieuses, se compose, en effet, sur-tout de prétendus antidotes, dont le nombre s'est toujours accru en même temps que l'opinion de la contagion. Les propriétés de ceux qu'on a

(1) Loco cit., p. 75, 76.
(2) Gavet, loco cit., p. 272.
(3) Voyez ses œuvres, Traité de la Peste, chap. 1.

le plus vantés sont à-peu-près nulles, et les remèdes les plus actifs ont été donnés sans discernement.

On a eu recours même aux substances les plus propres à exciter le dégoût. Les matières fécales elles-mêmes, appelées par plusieurs auteurs *civette* occidentale, ne sont pas, a-t-on dit, moins estimables, ni moins estimées que l'urine dans la cure des maladies contagieuses. On a décrit avec beaucoup de soin la manière de prendre ce précieux médicament, et on a félicité l'homme de porter ainsi en lui-même un pareil antidote (1).

Il ne suffit pas d'attaquer le mal par des moyens pris intérieurement; il faut encore, comme on l'a bien senti, en employer d'autres qui puissent l'arrêter même dans sa source. Voyons si ceux que l'on a adoptés dans cette vue peuvent inspirer une plus grande confiance que ceux dont nous venons de faire mention.

On a parlé du son des cloches, du bruit du canon, et de feux allumés dans les rues et les places publiques. On a prétendu qu'en se tenant constamment auprès du feu, on ne serait jamais atteint de la maladie (2). Les premiers moyens ne méritent guère la peine

(1) Gavet, loco cit., p. 286, 288 et 305.
(2) Gavet, loco cit., p. 134.

d'être cités; et si pendant long-temps on a beaucoup préconisé les derniers, maintenant on en a aussi généralement reconnu l'inutilité. Étant en Allemagne en 1813, nous vîmes en effet un grand nombre de soldats qui se tenaient presque continuellement auprès des poêles des maisons où ils logeaient, et qui ne laissèrent pas d'être attaqués de typhus (1).

On a conseillé de n'ouvrir ni portes ni fenêtres, si ce n'est une heure ou deux après le lever du soleil, et de fermer les unes et les autres au moins une heure avant la nuit; on a parlé de condamner même l'ouverture des cheminées. Ainsi, pendant une partie de la journée, les maisons devraient être fermées, comme dans les temps d'alarmes, et non-seulement il faudrait empêcher l'air de se renouveler, il faudrait même faire des fumigations quelconques (2).

Nous n'aurions pas cru devoir parler de tels conseils, si nous ne les eussions vus nous-mêmes exécuter, en 1814 et en 1815, pour des vaches, à la maladie et à la mortalité desquelles ils contribuèrent beaucoup (3).

(1) Voyez Notices hist., etc., art. *Allemagne*, etc.
(2) Gavet, loco cit., p. 177, 182, 193. Pap., loco cit., t. ii, p. 46.
(3) Des soins d'une autre nature, conseillés par nous, arrêtèrent l'épizootie dans plusieurs cantons.

La fumée, les odeurs, quelles qu'elles soient, ont été regardées comme le meilleur moyen d'arrêter les progrès du mal (1). On a prétendu qu'il serait très-avantageux, par exemple, de répandre dans les rues, les basses-cours et les jardins, du fumier et des excréments, et de les remuer soir et matin (2); on a blâmé Hésiode, qui défend le fumage des terres par ce moyen (3). On a sur-tout recommandé de faire tuer le plus d'animaux possible et de les disperser également dans les rues et les grands chemins, pour les y laisser pourrir (4).

Quelque extravagantes que paraissent ces idées, elles ont été approuvées par des médecins d'une assez grande autorité, comme Alexandre Benoît, de Vérone, parmi les médecins du 15e siècle (5), et Fourcroy parmi les médecins de ces derniers temps (6). Syden-

(1) Gavet, loco cit., p. 178 et 179.

(2) Id., ibid., p. 198 et 199.

(3) Rouch, Observations sur le système de l'infection et de la corruption de l'air, etc., p. 9, 12, 13, 15, 16, 17, 22, 30 et suiv.

(4) Gavet, loco cit., p. 133, 199, 200 et 201.

(5) Voyez son livre II de la Fièvre pestilentielle, ch. VI. — Gavet, loco cit., p. 133, 199 et 201.

(6) Traduction du Traité de Ramazzini sur la maladie des artisans, p. 561. — Le docteur Rouch, loco cit., p. 31, 50 et 52. — Jean Howard, de la société

ham, appelé l'Hippocrate anglais , Sydenham lui-même prescrit de recouvrir la tête des malades avec leurs draps, pour arrêter les vapeurs qui sortent de leur corps (1).

L'exemple de cet auteur célèbre a entraîné plusieurs autres médecins qui se sont flattés également d'un grand succès (2).

Les notions les plus communes font voir que de tels moyens ne peuvent être que nuisibles. On pourrait croire que maintenant on est bien éloigné d'en employer d'aussi peu rationnels ; cependant ils n'ont peut-être pas plus d'inconvénients que les fumigations faites, en 1813, à Dresde. Le soufre formait la base des compositions dont on se servait, et la vapeur du charbon employé pour les mettre en évaporation, les rendait encore plus impures : du moins elles produisaient des vapeurs épaisses extrêmement désagréables à l'odorat.

Nous nous abstenons de parler de beaucoup d'autres moyens également peu propres à

royale de Londres, Histoire des Lazarets ; Mém. sur les établissements d'humanité , n° 6 , p. 74. — Papon, loco cit., t. 1, p. 101.

(1) Méd. pratiq., trad. de M. Jault, p. 99. — Gavet, loco cit. , p. 292 et 294.

(2) Gavet, loco cit. — Hildenbrand, du Typhus contagieux, trad. du docteur Gasc , p. 286.

remplir le but qu'on doit avoir ; nous nous hâtons d'en venir à ce qui regarde de nouvelles fumigations, auxquelles on attribue plus d'efficacité qu'on n'en a jamais accordé à aucune autre ; ce sont celles que Guyton-Morveau a le mieux fait connaître en France (1).

Ces fumigations ont-elles tous les avantages qu'on leur suppose ? Sont-elles exemptes d'inconvénients ?

D'après l'idée avantageuse qu'on s'est formée des propriétés de ces fumigations, pendant qu'elles ont lieu et quelque temps après les avoir cessées, on a grand soin de tenir fermées les portes et les fenêtres. Mais Hildenbrand, qui, dans son Traité du typhus contagieux, observe qu'elles ne pourraient être utiles qu'autant qu'elles seraient continuelles, dit également qu'elles agissent défavorablement sur les poumons (2) ; ce qui en effet fut remarqué à l'Hôtel-Dieu de Paris en 1814, et détermina à abandonner ce moyen.

Les docteurs Cattet et Gardet, qui ont fait une dissertation très-étendue sur la contagion, déclarent qu'elles ne réussissent que dans les cas où il n'y a ni encombrement ni malpropreté, et

(1) Voyez le Traité de cet auteur sur les moyens de désinfecter l'air, 2ᵉ édition.

(2) Loco cit., p. 286.

que l'air s'y renouvelle aisément (1). Ces auteurs s'appuient principalement sur les observations de M. Odier. Ce praticien éclairé a vu, dans les prisons de Genève, une épidémie continuer ses ravages, malgré les fumigations, tant qu'on a été privé des avantages dont nous venons de parler ; et le mal cessa dès qu'on eut pris les mesures nécessaires pour se procurer ces avantages, quoique alors les fumigations n'eussent lieu qu'avec beaucoup d'inexactitude.

En même temps que nous venons de remarquer le peu de fruit qu'on doit retirer des fumigations guytoniennes , nous avons pu reconnaître aussi quelques-uns des inconvénients dont elles sont susceptibles par elles-mêmes ; nous allons en voir d'autres qui résultent de la confiance qu'elles ont inspirée.

Smith , Lind et Guyton - Morveau ont avancé qu'aucune espèce de ventilation ne suffisait pour dissiper entièrement l'air corrompu d'un hôpital ou d'une prison, et qu'il ne faudrait pas compter non plus sur de

____

(1) Cette remarque vient à l'appui du système de la non-contagion , d'un système qui n'admet que des causes évidentes, et prouve, ainsi que le fait qui va être rapporté, l'inutilité ou du moins le peu d'efficacité des fumigations.

simples lavages. On en a même dit autant de la lessive (1), d'où l'on a conclu la nécessité des fumigations. Ces assertions peuvent porter à substituer des moyens qui ne sont rien moins que sûrs, à des moyens de salubrité absolument indispensables. Une autre assertion aussi dangereuse, est de dire, comme le fait encore Guyton-Morveau, d'après le rapport de plusieurs médecins anglais et français, que, moyennant les fumigations, les effets de l'encombrement sont nuls, ou à-peu-près nuls.

Quelques moyens qu'on emploie, parviendra-t-on jamais à composer un air aussi pur, aussi salubre que celui qui nous est offert par les mains du Créateur ? Peut-on se flatter d'établir cette proportion, si juste et en même temps si nécessaire, d'oxygène et d'azot qui, avec un peu de gaz acide carbonique, constitue l'air atmosphérique ? C'est ce que personne n'oserait avancer. Le meilleur moyen de substituer un air pur à un air dépravé, dans des salles d'hôpitaux, ou autres lieux d'habitation, c'est de laisser libres les ouvertures ordinaires, d'en pratiquer de nouvelles, si celles qui existent paraissent insuffisantes, et d'enlever toutes les matières capables

_____

(1) Guyton-Morveau, loco cit., p. 365. — Papon, loco cit., t. 11, p. 86.

de produire des miasmes. Si de tels soins, de telles précautions étaient impossibles, le lieu serait absolument inhabitable, malgré toutes les fumigations qu'on imaginerait. Du moins elles ne seraient pas plus utiles dans ce cas que dans celui d'un air altéré par une cuve actuellement en fermentation.

S'il faut admettre que dans certaines circonstances, comme lorsqu'on ne peut nettoyer par-tout exactement, les fumigations sont utiles, on doit convenir aussi qu'elles ne peuvent jamais l'être au point que beaucoup de médecins ont paru le croire.

-D'après le peu de rapport qui existe entre les véritables causes des typhus et les moyens dictés par le système de la contagion, on ne sera pas étonné de la remarque de beaucoup de médecins très-éclairés sur l'inutilité de ces moyens en général (1). Nous allons en voir qui ont de bien plus grands inconvénients.

(1) Lieutaud, loco cit., p. 92. « Les médecins les plus instruits qui n'ont pas manqué de bonne foi, entre autres Sanctorius, dit cet auteur, ont déclaré nettement, que les malades, d'ailleurs bien soignés, qui n'avaient demandé aucun secours à la médecine, s'en étaient mieux tirés que ceux qui avaient été traités dans les règles. » Loco cit.

Terreur et autres effets funestes du système de la contagion.

> « Une pareille inhumanité n'a lieu ni en Asie, ni en Afrique. Si je devais être attaqué de la peste, j'aimerais mieux être entre les mains des Turcs, qu'entre celles des Européens. »
>
> Assalini, loco cit., p. 71.

Dans les deux articles précédents, nous avons vu à quels écarts d'imagination on s'est livré relativement aux causes et à la nature des maladies épidémiques, appelées typhus, et au traitement que ces maladies peuvent exiger. Maintenant nous allons parler des mesures de police que l'on croit nécessaires contre la prétendue contagion de ces maladies, et des inconvénients dont ces mesures sont susceptibles.

Aussitôt que le système de la contagion eut pris naissance, il suggéra des mesures extrêmement rigoureuses. Des réglements portant peine de mort, furent établis contre tous ceux qui s'écarteraient de ces mesures, contre ceux sur-tout qui ne se soumettraient pas à la séquestration, et ces réglements furent exécutés (1).

Nous trouverons dans l'ouvrage de Papon,

(1) Facio, loco cit., p. 243.

sur la peste, un exposé assez étendu des mesures généralement adoptées. On doit à cet auteur l'histoire de la peste la plus complète que nous ayons. C'est un historien fidèle, et qui, à l'égard des mesures qu'il indique, peut être considéré comme l'organe de la plupart des médecins qui admettent la contagion.

Suivant cet auteur, pendant une épidémie attribuée à la contagion, les habitants des cantons voisins des lieux où elle s'est déclarée, doivent en être séparés par un cordon de troupes, et tout le monde doit prendre les armes (1). Si l'on se représente les calamités qui ordinairement accompagnent les maladies réputées contagieuses, et dont elles sont les seules causes, on trouvera peut-être que de telles mesures doivent entraîner les plus graves inconvénients. Rompre ainsi toute communication entre les malheureux en proie à la maladie, et les habitants du voisinage, c'est multiplier les causes auxquelles ils sont exposés, c'est les priver en même temps de la plupart des moyens de se soustraire à ces causes. Par-là on interdit ces secours si précieux que l'on peut se donner de

____

(1) Loco cit., t. ii, p. 4.

ville à ville, et de particulier à particulier.
Un temps qui pourrait être si utilement employé à d'autres objets, n'est consacré qu'à
des moyens nuisibles. Comme si on craignait
que les victimes n'échappassent au sort funeste
qui semble les attendre, on pousse extrêmement
loin les précautions nécessaires pour les
forcer à la séquestration. Quiconque voudrait
éviter la mort presque certaine, que ces mesures doivent au moins favoriser, la trouverait dans le glaive d'une loi que l'on regarde
comme protectrice. On se rappelle l'exemple
des trois malheureux fusillés en 1816 dans
le royaume de Naples (1).

Il doit être établi une double barrière de bois entre les habitants de la ville où règne l'épidémie, et ceux des lieux voisins (2).

Cette ville ainsi barricadée, et d'ailleurs entourée de troupes (3), se trouvera, par ces moyens, en état de siége, et nécessairement exposée à une grande partie des calamités qu'un tel état comporte.

D'habiles adminis-

Si ces administra-

(1) Voyez p. 4 de ce Mémoire.
(2) Loco cit., p. 5.
(3) Voyez le § précédent.

trateurs, observe notre auteur , prétendent qu'entre autres opérations, il faudrait raser la tête et tout le corps des étrangers, les laver jusqu'à trois fois avec de bon vinaigre, et ensuite leur donner des hardes et les soumettre à une quarantaine de dix jours, etc. (1).

teurs avaient raison, le genre humain serait bientôt anéanti, parce que l'exécution parfaite de ces mesures est impossible.

Il doit être défendu de recevoir des étrangers, même de proches parents, sans permission (2), sous peine de voir brûler sa maison (3).

La permission ne serait donnée que très-rarement ; le système de la contagion le veut ainsi. Les liens les plus étroits et les plus sacrés seraient donc rompus impitoyablement, sous peine de se voir ruiné et sans asile, et même sous des peines plus rigoureuses encore. Une épouse, une mère pourraient être punies de mort elles-mêmes, si elles voulaient soustraire l'objet de leur tendresse à un pareil sort, réservé presque à tous

(1) Loco cit. , p. 8 et 9.
(2) Loco cit. , p. 9.
(3) Loço cit., p. 10.

ceux qui sont soumis aux mesures indiquées.

Toutes les villes, tous les bourgs et villages situés à dix lieues à la ronde, feront une garde rigoureuse (1).

Les peuples déjà accablés de toutes sortes de maux, des malheureux chez lesquels le mal n'a pas encore éclaté, mais qui en portent un germe susceptible d'éclore, ou d'être étouffé, suivant les circonstances dans lesquelles ils se trouveront, ces malheureux, dis-je, obligés de se livrer, pour d'autres objets, à des occupations ordinaires ou extraordinaires, doivent encore faire un service militaire, c'est-à-dire, se soumettre à de nouveaux embarras, à de nouvelles dépenses et à de nouvelles fatigues, et cela dans la vue d'empêcher des communications absolument nécessaires pour le commerce, sur-tout pour les approvisionnements. Ils doivent être ainsi les instruments de leur propre ruine. D'après de telles mesures, la maladie doit nécessairement persister et se propager, lors même que les premières causes auraient dû, sans cela, se dissiper promptement. On trouve à l'appui de ce que nous avançons des exemples qui font frémir. En pareil cas, on ne manque pas d'at-

(1) P. 9 et 10.

tribuer les progrès de l'épidémie à des communications illicites, quoiqu'on ait tout fait pour prévenir ces communications.

On doit tenir renfermés tous les habitants d'une maison où la maladie s'est manifestée , transporter les malades dans un hôpital , ou dans une maison hors de la ville , fermer celle où la maladie a commencé , et même faire brûler tout ce qui s'y trouve (1) , déclarer publiquement qu'une maladie contagieuse règne , signifier aux habitants qui voudront sortir, qu'ils peuvent emporter leurs effets, les engager même à prendre la fuite le plus tôt possible, contraindre les villes et

Quoi de plus propre que les mesures dont il s'agit , à répandre une terreur dont les suites doivent être désastreuses? Ce n'est pas ainsi qu'en usèrent le baron Desgenettes et d'autres médecins de l'armée d'Egypte. Ces médecins cachèrent jusqu'au nom de la peste. A la moindre idée de cette maladie, les Européens ne sont que trop disposés à se redouter et à se fuir mutuellement. Or, si une partie des gens aisés s'éloignent par suite de cette terreur, le petit nombre de ceux qui resteront ,

(1) Ibid. p. 15.

villages voisins à recevoir les fugitifs (1). troublés également par la crainte, ne pourront que partager la misère des autres habitants, qui sera d'autant plus grande, que les travaux et le commerce seront interrompus. Il serait au contraire à désirer que tout le monde fût parfaitement libre. On serait mieux en état de lutter contre les véritables causes de l'épidémie. Il faudrait sur-tout avoir l'esprit tranquille, respirer un air pur, prendre de l'exercice, et toutes ces choses sont interdites par la séquestration. Papon lui-même fait sentir les inconvénients des mesures qu'il indique. « Tout se réunit, dit-il, pour rendre affreuse la situation des personnes soumises aux lois de la quarantaine (2). »

Il faut qu'il y ait dans chaque quartier un magasin de vinaigre, de parfums et de chaux, pour les besoins journaliers (3). Le vin donné aux malades serait, dans beaucoup de cas, bien plus utile que le vinaigre, employé à l'usage ordinaire en pareilles circonstances.

Les parfums seraient remplacés de même avec

(1) Loco cit., p. 15, 16 et 17.
(2) Loco cit., p. 117 et 118.
(3) Loco cit., p. 25.

un grand avantage, par des substances d'une autre nature. D'ailleurs, qui fera les dépenses nécessaires, quelles qu'elles soient, si tous les riches sont éloignés et tous les travaux interrompus ?

Il doit y avoir un bureau de santé, qui aura droit de vie et de mort sur ceux qui contreviendront aux réglements (1). Partout il doit y avoir des barrières entre le public et les employés auxquels il doit s'adresser (2). Il doit y en avoir même devant la boutique des marchands. Tout sera propre à faire naître et à entretenir l'idée d'une mort inévitable. Toutes les lois de la société seront violées, si, comme l'ont reconnu eux-mêmes un grand nombre de partisans de la contagion, la peur a des effets ordinairement très - funestes (3). Dans toutes

(1) Loco cit., p. 19 et 20.

(2) Ibid., p. 31 et 32.

(3) Ibid. On a souvent cité des morts promptes, survenues pendant une épidémie, comme une preuve de la réalité et de l'activité d'un virus contagieux, tandis que souvent ces accidents ne provenaient que de la frayeur causée par l'idée de la contagion, et par suite des mesures prises pour la combattre. Il ne manque pas d'exemples de morts subites, occasionées par la crainte seule. Voyez les écrits de Marcellus Donatus, *De Med. historiâ*, p. 102, et ceux de Zacutus Lusitanus, *De*

chands (1). Dès que quelqu'un tombera malade, les autres personnes de la maison avertiront le commis-

les suppositions, de telles mesures ne peuvent être que nuisibles.

saire du quartier et le bureau de santé, et se retireront dans un endroit séparé, excepté celle qui sera destinée à le servir. Celle-ci n'aura pas de communication avec les autres. La maison sera déclarée *suspecte*, et il y aura sur la porte un signe pour l'annoncer aux passants, afin qu'ils s'en éloignent (2).

Les personnes qui visitent les malades, comme les médecins, les chirurgiens, etc., porteront sur leur habit le signe des *suspects*, afin qu'on ne les aborde qu'avec précaution (3).

Tandis que tout sera réuni pour que peu de personnes échappent à la maladie épidémique, et puissent y survivre, ceux qui seront atteints d'une autre maladie, devront être privés du secours des médecins; en outre,

Med. princip. hist., lib. 1, p. 51. Si une impression passagère peut produire un tel effet, que ne doit-il pas résulter d'une impression de longue durée, comme celle que produit toujours l'idée de la contagion ?

(1) Loco cit., p. 28.
(2) Ibid., p. 30.
(3) Ibid., p. 35.

des hommes qui se seront dévoués au salut des autres, porteront un signe de proscription.

Dans une ville où la maladie sera déclarée, on annoncera publiquement, deux jours après en avoir averti, que tous ceux qui sortiront de leur maison sans permission, seront jugés militairement (1).

On n'entrera dans la chambre des malades qu'en sabots, en pantalon, en gilet de toile cirée et avec des gants de même toile. Les gardes qui servent les malades au lazaret de Marseille ne font pas autrement (2).

Toute la famille et

Les inconvénients graves dont nous avons déjà parlé plusieurs fois, se font aisément sentir dans cet article et dans le suivant.

Est-on bien sûr que les gardes du lazaret de Marseille et autres employés, soient parfaitement exacts à observer toutes les précautions indiquées (3)?

Il en résultera que

(1) Loco cit., p. 37 et 38.

(2) Ibid., p. 52.

(3) Voyez le Traité de la peste, par Senac, vers la fin. On y voit qu'on ne doit nullement compter sur de telles précautions, et qu'une infinité de causes rendent illusoires toutes les mesures prises pour les quarantaines.

les domestiques d'un malade qui se sera fait traiter chez lui, étant justement *suspects*, seront, en conséquence, *séquestrés* de la société (1).

Si cette quarantaine est bien observée, dit enfin Papon, après beaucoup d'autres préceptes analogues à ceux qui viennent d'être présentés, on a tout lieu de croire que dans moins de quinze jours la maladie aura cessé (2).

beaucoup de malades, même parmi les riches, seront exposés au plus cruel abandon.

Si cette quarantaine est bien observée, le mal ne sera que plus grand. Dans bien des cas, au lieu d'une ou deux personnes dont la maladie aura fait soupçonner la contagion et déterminé à prendre toutes ces mesures, en peu de temps, presque

tous les habitants seront malades également. C'est assez que quelques individus seulement soient regardés par quelques autres, souvent peu éclairés, comme attaqués d'une maladie contagieuse, pour que le danger de la contagion soit proclamé, et pour qu'on adopte des mesures subversives qui atteignent tout le

(1) Loco cit., p. 88.
(2) Ibid, p. 39.

6.

monde, mesures qui ont d'autant plus d'inconvénients, que leur exécution est ordinairement confiée à des hommes absolument étrangers à la médecine, qui, mus par des préjugés, et animés d'un zèle outré, exercent
toutes sortes de vexations, sous prétexte d'humanité et d'amour du bien public (1). Ces mesures produisant un changement notable dans
le genre de vie ordinaire de chaque habitant,
occasionant de grandes privations, doivent
nécessairement être suivies de dérangement
dans la santé d'un grand nombre de personnes,
de sorte que seules elles peuvent faire naître
une maladie épidémique (2).

Comment peut-on se flatter qu'à la faveur
de tels moyens on fera cesser, en moins de
quinze jours, une maladie épidémique, quoiqu'on soit forcé de convenir que la peste elle-
même n'existe jamais sans des causes évidentes que ces mesures ne peuvent qu'accroître,
et quoiqu'on ait des preuves nombreuses de
leurs inconvénients (3).

Papon lui-même, avec beaucoup d'autres
auteurs, a remarqué que la crainte éloigne d'une

(1) Voyez la Relation de la peste de Toulon en 1721,
p. 83 et suiv.

(2) Id., ibid., voyez sur-tout p. 87. Voyez aussi
l'Histoire de la peste de Marseille, entre autres.

(3) Id., ibid.

ville où règne une maladie réputée contagieuse, tous ceux qui pourraient la secourir, même ceux qui pourraient trouver de grands avantages à lui fournir les denrées nécessaires. Il dit aussi qu'on ne doit pas compter sur le gouvernement, et que les mesures qu'on est obligé de prendre pour les approvisionnements entraînent beaucoup de frais (1). Au reste, les moyens qui viennent d'être indiqués, ne peuvent être exécutés assez parfaitement pour empêcher les communications ; ainsi le seul résultat qu'on puisse en attendre, ce sont de graves inconvénients. On s'en convaincra sans doute aisément, si l'on considère qu'alors les habitants ne pourraient obtenir des secours que de loin , et que la crainte de la contagion se trouve d'accord avec les lois pour empêcher de leur en apporter.

Comme nous l'avons déjà observé, Papon n'est que l'interprète de la plupart des médecins qui ont admis le système de la contagion, et, en effet, il n'a rien dit qui n'en soit la conséquence.

François Ranchin ,   Ranchin fait sentir
médecin de Montpel- lui-même fortement,

(1) Papon, loco cit., t. ii, p. 24. Voyez aussi les œuvres d'Ambroise Paré , dans son Traité de la peste, ch. li.

lier, qui a écrit long-temps avant Papon, et qui fait encore autorité, veut que, lors d'une maladie épidémique réputée contagieuse, on évite les grandes compagnies et l'abord des gens suspects ; que les habits soient courts ; qu'on ne se promène dans la ville que par nécessité ; qu'on n'aborde que de deux pas les malades en leur parlant ; qu'on ne touche rien dans leur maison ; que, pour donner la communion, le prêtre ait une petite verge de la longueur de 13 à 14 pouces, portant à son extrémité un petit croissant d'argent, à l'aide duquel il introduira l'hostie dans la bouche des malades, et qu'il les inconvénients des mesures qu'il prescrit. Il recommande d'éviter la tristesse, de vivre joyeusement, comme si les précautions qu'il indique n'étaient pas absolument incompatibles avec la joie. Nous dirons d'ailleurs qu'elles sont aussi impraticables que la plupart de celles dont parle Papon. Il n'est sans doute pas difficile de juger de la terreur et du désespoir d'un malade, sous les yeux duquel on emploie tant de moyens qui prouvent combien sa maladie paraît redoutable, ni de l'impression qu'ils peuvent faire également sur les autres hommes, si on considère à la manière dont le peuple serre fortement la manche de son habit et de son surplis, afin de n'éprouver aucun contact; qu'il se tienne debout; que le flambeau le sépare d'avec celui qu'il exhorte; que le bord de son habit ne touche pas à terre; qu'enfin, au retour des maisons infectées, chaque individu fasse passer ses habits sur le feu, sans excepter les souliers, et qu'on présente même le visage sur la flamme (1).

lui-même s'exagère les dangers d'une cause cachée, qu'on ne cesse de lui représenter comme très-puissante; on jugera de même aisément du trouble qui doit en résulter dans tous les esprits.

Suivant M. Clerc, médecin - inspecteur de l'hôpital de Paul à Moscou, la police ne peut passer pour trop sévère, en prohibant, sous peine de mort, même sur un simple soupçon, tout commerce avec une ville ou une province

Que l'on rapproche cette mesure du conseil que l'on donne aux habitants d'une ville où règne la prétendue contagion, de fuir et de s'éloigner le plus possible; et que l'on tire la conséquence (2).

(1) Traité de la peste, p. 124 et 126.
(2) Voyez p. 78 et 79 de ce Mémoire.

attaquée de maladie réputée contagieuse (1).

On a même prétendu qu'en pareilles circonstances les médecins doivent s'abstenir de voir des malades, se bornant à servir de conseils aux chirurgiens.

Les mesures qui viennent d'être exposées pourraient paraître assez contraires aux idées de notre temps, pour qu'il ne soit pas nécessaire de chercher à en démontrer les inconvénients ; mais l'ouvrage de Papon n'a été publié qu'en 1800; un assez grand nombre d'auteurs qui ont écrit depuis cette époque ont indiqué des mesures semblables, et elles ont été employées tout récemment à Paris même, et dans plusieurs autres parties de l'Europe. Cependant beaucoup d'autres ont remarqué que la terreur et l'inquiétude qu'elles doivent inspirer, peuvent seules contribuer puissamment aux progrès du mal ; plusieurs même prétendent que ces affections de l'ame suffisent pour en occasioner le développement, et ils s'appuient d'exemples frappants. Parmi ces différents auteurs, nous allons citer (2) :

(1) Mémoire sur les moyens de prévenir la contagion et d'y remédier, année 1764, p. 176.

(2) Si nous ne citons aucun auteur antérieur au 15ᵉ siècle, c'est qu'avant ce siècle, les idées que nous nous

Facio, qui s'est étendu beaucoup sur cet objet, et qui doit particulièrement être consulté (1);

Lazare Rivière (2); Hogdes, qui a écrit sur l'épidémie qui régna à Londres en 1665 et 1666 (3); Chirac (4), Senac (5), Astruc (6),

efforçons de combattre n'existant pas, on n'avait pas été dans le cas d'en remarquer les inconvénients. Voyez Facio, loco cit., p. 152 et 153.

(1) Loco cit. Voyez sur-tout p. 204, 236, 237, 240, 244 et 245.

(2) Praxis medica, lib. XVII, p. 629 et 630.

(3) Pendant cette épidemie, la terreur inspirée par les fausses idées de contagion, priva les habitants de Londres des services qu'aurait pu leur rendre Sydenham. Ce médecin, d'ailleurs si recommandable, les abandonna en se retirant à la campagne. Si, au lieu de s'en tenir à de telles idées, si, au lieu d'oublier ainsi ses devoirs les plus sacrés, il eût appliqué à l'examen de cette maladie ce rare talent pour l'observation qui l'a rendu si célèbre, il aurait sans doute reconnu le préjugé qui le détermina à cette désertion. On est d'autant mieux fondé à penser ainsi, que cet illustre médecin paraît avoir remarqué des causes de cette maladie bien plus réelles que la contagion. Voyez sa Méd. pratiq., trad. de Jault, p. 78.

(4) Traité des fièvres malignes, etc., t. 1, p. 191. Eloges par Fontenelle.

(5) Loco cit., part. 1ère, p. 68.

(6) Dissertation sur la peste de Provence, trad. par Scheuchzer, p. 77 et 85.

Clerc (1), Lieutaud (2), Bosquillon (3), Tourtelle (4), Faure (5), Bressy (6), Guyton-Morveau (7), M. le baron Desgenettes (8), M. le baron Larrey (9).

Si, pour ne point trop multiplier les citations, nous ne nommons pas tous les auteurs dont l'opinion vient à notre appui, nous rappellerons du moins les remarques particulières de quelques-uns d'entre eux, sur les différents effets plus ou moins funestes des mesures adoptées contre la contagion.

Un des préservatifs les plus assurés contre la peste (elle-même), dit-on dans le Traité de la peste publié par Senac, c'est la sobriété ; mais la tranquillité de l'esprit n'est pas moins efficace. Parmi nous, la terreur est, pour ainsi

(1) Médecin à Moscou, loco cit., p. 182 et 203.

(2) Méd. prat., t. 1, p. 89.

(3) Méd. prat. de Cullen , trad. en français , t. 1, p. 424.

(4) Traité d'hygiène, t. 11, p. 559 et 560.

(5) Dissert. sur la contagion, p. 21.

(6) Théorie de la contagion, etc. , part. 1re, ch. 1er, p. 3.

(7) Traité des moyens de désinfecter l'air, p. 304 et 305.

(8) Loco cit., part. 1re, p. 88 , 89, etc.

(9) Loco cit., p. 136.

dire, une semence de la peste. Chez les Turcs, cette maladie ne répand pas dans les villes le trouble et la frayeur; ses ravages sont moindres, ses accidents plus légers... elle approche moins des endroits où l'on se croit plus en sûreté. Ainsi, la peste, fût-elle plus contagieuse que le préjugé ne le fait croire, il faudrait persuader aux hommes qu'elle ne se communique point (1). Si les Égyptiens redoutent celle à laquelle ils sont sujets chaque année, leur crainte n'est pas marquée par les mêmes précautions que celles que nous prenons; elle ne les éloigne pas des personnes atteintes de l'épidémie; on rend aux malades les visites qu'exigent l'humanité et la religion; leur maison n'est point suspecte; si quelques-uns succombent, leurs hardes se vendent sans distinction, et cette indolence, cette sécurité ne redouble point les ravages, au contraire, elle semble les diminuer. Parmi nous, à peine de sept malades s'en sauve-t-il un; chez les Turcs, il n'en périt pas un si grand nombre (2).

(1) Si on doit tenir ce langage par rapport à la peste, que ne doit-on pas penser par rapport à une infinité de maladies épidémiques que l'on désigne sous ce nom, mais qui ne sont que des maladies ordinaires?

(2) Traité de la peste par Senac, part. 1ᵉʳᵉ, p. 75 et plusieurs autres endroits. Voyez aussi Papon, loco cit., t. ii, p. 58.

Dans ce même ouvrage, on prouve par les faits les plus positifs et par le raisonnement, l'inutilité et les graves inconvénients des désinfections. On ne combat pas avec moins d'avantage les séquestrations; on emploie principalement pour cela les propres paroles d'un des plus zélés partisans de la contagion.

La seule disposition des esprits, dit cet auteur, devrait décider la question. Il est de la dernière conséquence d'éloigner d'un lieu pestiféré tout ce qui peut affliger les sains et les malades. Or, d'être transporté malgré soi et de voir transporter des malades à travers la ville, c'est toujours un appareil lugubre, très-propre à jeter les pestiférés dans le désespoir et les spectateurs dans la consternation. Certes, un appareil aussi tragique, dans un temps où l'on ne saurait trop faire pour rassurer les esprits et soutenir leur courage, paraît peu convenable; rien ne me semble si peu conforme aux lois d'une sage précaution. Le premier soin qu'il faut prendre dans une ville infectée, c'est d'empêcher que rien ne change dans les dispositions extérieures (1)....

Le premier et le plus grand préservatif en cette occasion, c'est donc de décréditer la

---

(1) Pag. 169, 170.

peste dans l'esprit des peuples.... Tout étant tranquille et rangé dans une ville où l'on vendrait et acheterait comme à l'ordinaire, les malades seraient d'autant mieux traités, qu'ils ne manqueraient de rien (1).

Les Orientaux, chez qui l'on trouve encore quelques vestiges de l'ancienne simplicité de la médecine, n'y font point aujourd'hui d'autres façons ; leur régime est leur unique préservatif ; la méthode des infirmeries publiques et forcées est de fraîche date (2). Cette violence est bien propre à inspirer la frayeur que l'on voit chez nous saisir si promptement les esprits au premier bruit de la peste : en faut-il davantage pour causer la mort de tant d'hommes faciles à se laisser abattre par la crainte (3) ?

Écoutons maintenant Stoll, dont l'opinion est d'un si grand poids, et qui présente sur l'idée de la contagion, des faits et des raisonnements très-concluants.

Ces précautions dispendieuses, dit-il dans son Traité de méd. prat., par lesquelles on s'efforce d'écarter la peste d'un endroit, qui

(1) Pag. 170.
(2) Voyez ce qui a été dit à ce sujet au commencement de ce Mémoire.
(3) Traité de la peste, par Senac, part. 1re, p. 171 et 172.

suspendent tout commerce entre les voisins et répandent au loin la terreur, sont-elles nécessaires? Ne sont-elles pas plutôt extrêmement nuisibles, soit parce que l'interruption du commerce amène la cherté des vivres, soit parce que tout cet appareil employé contre la peste inspire la crainte de la mort, deux circonstances capables de donner naissance à une peste intérieure?

La peste, ajoute-t-il, ayant été plus fréquente autrefois qu'elle ne l'est aujourd'hui, est-ce qu'il y avait alors avec les lieux infectés plus de communication qu'à présent?

Mais dans le temps où nous vivons, le monde entier semble ne faire qu'une seule cité; et quoique les nations les plus éloignées les unes des autres aient entre elles des relations plus fréquentes, la peste, qu'on voyait si souvent, ne paraît plus que de loin à loin (1).

Dans un de ses articles sur la dysenterie, il tient encore ce langage : « Je pense qu'il importe beaucoup qu'on n'ignore pas que la dysenterie n'est point contagieuse; car, avec quel courage soignera-t-on les dysentériques, et sur-tout les pauvres, si on croit à la contagion de cette maladie (2)? »

(1) Loco cit., t. ii, p. 64 et 65.
(2) Loco cit., t. iii, p. 287 et 288.

Le docteur Assalini, déjà cité, après avoir prouvé par des faits, l'inutilité des mesures recommandées contre la contagion, et le succès des moyens employés sans le concours de ces mesures, fait remarquer combien il est inhumain et barbare d'enfermer, de fuir, de proscrire en quelque sorte, d'entasser les malades et de les abandonner à des mercenaires, qui souvent leur refusent jusqu'aux choses les plus nécessaires (1).

En examinant sans prévention, dit-il plus loin, les ouvrages des écrivains sur la peste, on ne trouve que des récits affreux de ce qui est arrivé dans les épidémies qu'ils ont décrites. Ils insistent tous (2) sur la nécessité des quarantaines, et défendent, sous peine de mort, aux habitants de sortir de leurs maisons, lorsqu'il s'y est manifesté quelque accident de peste. Ils croient ce moyen suffisant pour en arrêter la communication. Il n'est pas difficile de concevoir qu'en renfermant ensemble des personnes bien portantes et des malades, en les obligeant à respirer un air qui, de plus en plus, devient infect, c'est augmenter

(1) Observations sur la maladie appelée peste, p. 35 et 36.

(2) Le docteur Assalini ne veut sans doute parler que de ceux qui ont écrit depuis le 15ᵉ siècle.

la maladie de ceux qui sont déjà atteints, et exposer les autres à la contracter. L'expérience a prouvé que ces réclusions ou *renfermemens* n'ont jamais réussi à arrêter les progrès de la peste. L'épidémie commence toujours par attaquer les pauvres, dans les quartiers les plus malsains, ensuite la santé des gens aisés s'altère, et la mort frappe indistinctement le pauvre et le riche. Alors tout est en confusion, les magistrats ne peuvent plus veiller au maintien des lois et de l'harmonie; mais, au bout de quelque temps, les *renfermemens* cessent peu-à-peu, la saison change, l'atmosphère se purifie, l'ordre et l'abondance renaissent, et l'épidémie se dissipe (1).

Le témoignage du docteur Assalini est d'un très-grand poids. Les faits nombreux qu'il cite appartiennent à diverses époques, à différents pays, et sur-tout à l'Égypte. Il n'avance presque rien dont il n'ait été témoin lui-même, et il n'émet aucune opinion qui ne paraisse la conséquence nécessaire des résultats les mieux constatés. Enfin tout ce que contient son ouvrage est trop conforme à ce que nous avons été à portée de voir et de remarquer nous-mêmes, soit en France, soit

(1) Voyez dans le corps de l'ouvrage, p. 69, 70; voyez aussi p. 71.

en Allemagne, pour que nous n'ayons pas in-
voqué son témoignage. Nous croyons devoir
engager à consulter son ouvrage lui-même.
Nous recommanderons sur-tout de lire le rapport qu'en ont fait à la société de la faculté de
médecine de Paris, MM. Hallé et Thouret.
Ces savants professeurs applaudirent beaucoup
au zèle de M. Assalini ; ils rendirent justice à
son esprit judicieux (1), ils parurent même
reconnaître avec lui « les déplorables résultats de la terreur et des renfermements dans
les épidémies européennes (2) ; » ils ont laissé
entrevoir qu'ils n'eussent pas été éloignés d'admettre le système de la non-contagion, s'il eût
été appuyé par un plus grand nombre de faits
et d'auteurs (3) ; ils ont ainsi invité à recueillir
de nouvelles observations et à faire de nouvelles recherches. Puissions-nous avoir du
moins en partie rempli leurs vues !

Le docteur Pugnet, que nous avons déjà eu
également occasion de citer, a remarqué
combien il est cruel pour un malade de se
voir brusquement enlevé à tout ce qu'il con-

(1) Voyez ce rapport placé au commencement de
l'ouvrage, p. 18 et 19.

(2) Id., pag. 12.

(3) Id., pag. 17.

naît ou lui est cher (1). Il dit que pendant l'expédition d'Égypte, c'était peut-être parce que les Turcs sont exempts de crainte, à l'égard de la prétendue contagion de la peste, qu'ils échappaient à ce fléau, tandis que parmi les Français, il exerçait de grands ravages (2). Quel pénible spectacle, s'écrie-t-il, nous offrait un malade qui recourait à nous pour être éclairé sur son état!... A la crainte de la maladie se joignait la crainte d'être renfermé dans le lazaret. L'ordre de s'y rendre, ou d'y être transféré, paraissait un arrêt de mort. On ne le voyait jamais y entrer sans démêler chez lui une vive émotion, à laquelle succédait bientôt l'altération de toutes ses facultés intellectuelles (3). Ce docteur termine ses remarques, en citant l'exemple d'une personne chez qui tout annonçait une guérison prochaine, et qu'une vive affection de l'ame fit succomber très-promptement (4).

Tel est le langage du docteur Gasc, *Traité du typhus contagieux*, par le docteur Hildenbrand, traduit de l'allemand. « Combien d'individus que sa fureur aurait épargnés, sans

(1) Ouvr. cité, p. 107.
(2) Id., p. 176, 177 et 178.
(3) Id., p. 178.
(4) Id., p. 178 et 179.

la terreur presque inévitable, dans ces jours de calamité. A peine le bruit de son invasion s'est-il répandu, que l'épouvante s'empare des esprits, la consternation devient générale, la tristesse, l'abattement, la suspension des travaux, des exercices ordinaires, préparent la voie à la contagion et hâtent sa rapidité. Heureux encore si la crainte et la méfiance n'étouffent pas tout sentiment d'humanité, si l'on ne refuse pas les services réciproques les plus indispensables, et si l'on daigne jeter un coup d'œil de pitié sur le spectacle effrayant des malades, pour ne pas les abandonner à leur triste sort (1). »

Le docteur Pouqueville, comme M. Assalini, s'est trouvé à portée de juger sainement de tout ce qui concerne le système de la contagion, notamment des mesures que ce système a suggérées. Il a fait de nombreuses remarques sur ce point; nous ne rappellerons de sa dissertation qu'un petit nombre de passages.

Ubi primùm horribilis epidemia in urbe quâdam erumpit disciplinæ severæ, supplicii formas habentes, removeantur. Philantropi miseris auxilientur....... Quidam familias integras, propter pestis suspicionem recluserunt.

(1) Discours préliminaire du traducteur, p. xxxvj et xxxvij.

Quid hoc spectaculo luctuosius ? Lex similis morbo præbet alas et eam vulgat. Liberi sint igitur cives locum mutandi (1).

Nous croyons sur-tout devoir présenter ici le passage suivant : *Observationes in variis Galliarum partibus institutæ, adhuc sub præ-judiciorum mole gravantur. Spretis philoso-phiæ, scientiarumque luminibus, quales fuére ab initiis, remanserunt..... Cui bono homines puri nec ne, triginta aut quadraginta dierum observationi damnentur? Qui venenum lethale, in corporibus sanis, sine noxâ tandiù subsis-teret ?*

Enfin, de quatre propositions qui terminent la thèse de ce docteur, la troisième est celle-ci :

Cautiones ad eam (pestem) arcendam ridiculæ et nocivæ sunt (2).

Nous ajouterons aux réflexions de ces au-teurs, la remarque que les lois sur les quaran-taines n'étant point observées exactement, si la contagion qu'on veut empêcher de se pro-pager existait réellement, on verrait la peste régner dans nos contrées, et sur-tout dans le midi, bien plus souvent qu'elle ne fait. Nous

____

(1) *De Peste orientali*, p. 39 et 40.
(2) Id., p. 40 et 41.

dirons, en outre, que d'après le peu d'exactitude avec laquelle ces lois sont observées, dans toutes les hypothèses elles sont inutiles (1). Si beaucoup de partisans de la contagion, eux-mêmes, reconnaissent tant d'inconvénients dans leur système, s'ils pensent qu'il serait avantageux de le décréditer dans l'esprit des peuples, à plus forte raison doit-on rejeter les mesures qu'il a suggérées, lorsqu'on est convaincu que la contagion n'est qu'un être imaginaire.

Nous pensons qu'on trouvera de nouveaux motifs de conviction très-puissants dans les deux articles qui suivent.

(1) Voyez le Traité de la peste, par Senac, sur la fin.

EXAMEN

*Des lieux où la peste a régné, et de ceux où
elle règne encore très-fréquemment.*

LE théâtre de la peste n'a pas toujours été
le même ; elle s'est manifestée par-tout où se
sont trouvées des causes puissantes, qu'il y ait
eu ou non communication entre ces lieux et
ceux d'où on l'a supposée venir depuis le
quinzième siècle, et jamais elle ne s'est déve-
loppée en d'autres lieux. Elle était très-fré-
quente à Rome, dans des temps où cette ville
n'avait absolument aucune communication
avec l'Orient. Alors toute l'Europe était
plongée dans les ténèbres de la barbarie ;
l'agriculture y était très-négligée, notamment
dans le territoire de Rome. Presque par-tout
on y trouvait des eaux marécageuses, les
guerres y étaient presque continuelles, elles
y entraînaient toujours la dévastation la plus
affreuse, elles enlevaient les cultivateurs à
leurs travaux ; tandis que les arts et les
sciences florissaient en Grèce, en Égypte et
en Perse. Ces derniers pays étaient alors
regardés comme très-salubres ; effectivement,
ils étaient très-populeux. Hérodote, Diodore
de Sicile et d'autres historiens, ont écrit que

l'Égypte, particulièrement, se félicitait beaucoup de cet avantage. Si, dans ces temps reculés,
la peste y régnait quelquefois, elle y était
du moins beaucoup plus rare qu'aujourd'hui.
Cet état de choses a bien changé : les science
et les arts, expulsés de ces beaux pays, se sont
répandus en Occident, et les maladies pestilentielles ont de même changé de théâtre;
elles sont devenues beaucoup plus fréquentes,
et plus prolongées en Orient, et beaucoup
plus rares et plus passagères en Occident.

Ces changements furent très-lents; ce n'est
que sous le règne des Médicis, que les sciences
bannies de la Grèce par les Turcs, après la
conquête de Constantinople, se réfugièrent
en Italie; et c'est seulement quelques années
plus tard que, sous François Ier, elles furent
recueillies en France. Encore n'ont-elles
pas été appliquées tout de suite à la destruction des causes d'insalubrité. D'ailleurs les
guerres civiles et étrangères continuèrent
pendant long-temps de faire naître toutes
sortes de causes très-actives, et d'empêcher les
améliorations que réclamait la nature du climat.

Papon, dans son Histoire de la peste,
remarque que ce n'est que dans le siècle de
Louis XIV qu'on est parvenu à rendre le sol
de la France moins insalubre, et il observe

également qu'on n'y a vu la peste qu'une seule fois depuis l'an 1664 jusqu'à nos jours, époque où l'agriculture, les sciences, les arts et la police ont fait le plus de progrès parmi nous.

Pendant qu'en Europe, la civilisation se perfectionnant de jour en jour, des mesures de salubrité étaient prises de toutes parts, et que les guerres devenaient moins désastreuses, en Orient il s'opérait un changement tout-à-fait contraire. Des moyens employés autrefois pour entretenir la salubrité furent abandonnés, ils devinrent eux - mêmes, faute d'entretien, des causes de mort. C'est ainsi qu'en Egypte, par exemple, des canaux destinés à l'écoulement des eaux, et dont le nombre paraît encore prodigieux, ne sont, pendant une partie de l'année, que le réceptacle d'eaux croupies, souvent pleines de vers, sur-tout pendant les trois mois qui précèdent immédiatement l'inondation.

« L'Égypte, dit encore Papon, sous la domination des musulmans, a éprouvé dans le sol et dans le climat, les mêmes altérations que l'Europe éprouva après la chute de l'empire d'Occident, avec cette différence, que les Européens ont réparé par leurs lumières et leur industrie, les ravages du temps et de la barbarie, au lieu que les Égyptiens ont laissé dépérir les travaux immenses qu'avaient faits leurs rois pour la prospérité et la salubrité du pays. La plupart des réservoirs et des canaux se sont comblés et n'offrent que des cloaques infects. Une grande partie de l'Égypte, cessant de recevoir les eaux du Nil, s'est couverte d'insectes et de reptiles venimeux, et s'est pénétrée d'un venin pestilentiel. » Pestilentiel si l'on veut, mais non contagieux (1).

Le docteur Pouqueville peint très-bien ce tableau en termes latins (2) : *Herodotis antiquissimi scriptorum œtate, Ægyptus salubritate gaudebat, civitates opulentissimæ undiquè assurgebant, undiquè plebs innumerabilis terram uberrimam incolebat. Sed cùm barbari, institutionum optimarum, legumque contemptores, has regiones invasissent, tunc monumenta et oppida cecidére, tunc cultura neglecta fuit, et ex summis miseriis, lues erumpens, his sedibus incubuit.*

Dans un article intitulé *Causæ pestis geminæ*, ce docteur tient un langage encore plus concluant. Nous allons en rapporter quelques passages.

Aëris constitutio in Bizantio et in aliis urbibus, incuria civium, modus viarum insalubris,

(1) De la peste, t. 1, p. 31.
(2) *De Peste orientali*, p. 9 et 10.

ansam ei præbent. Quibus in melius mutatis, non pestilentia appareret. Quot enim alieni nunc ab Europæ regionibus benè ordinatis, has olim morbi depopulati sunt. Legès saluberrimæ, vivida philosophiæ lumina, pollens cultura, tale in nos beneficium contulerunt.

Sed è contrà, Orientis terra fortunata, noctis perpetuæ tenebris constricta, ignorantiæ, fanatismo turpi tradita, sub Turcorum imperio gemuit. Inter civitatum olim florentissimarum ruinas, pauci cives vix numerantur (1)*.*

È ruderibus tot urbium exhalatur, in Græciâ, in Epiro, è lacubus, ex oppidis eversis emergit lues.

Après avoir cité plusieurs exemples de peste produite par des causes locales évidentes, cet auteur ajoute une remarque qui nous semble pouvoir être citée dans cet endroit.

Lucidè origo et pestilentiæ causæ, demonstrantur ex prædictis auctorum exemplis. Ubi igitur miasmata aërem vitiantia aderunt cum temperie congruenti, aderit et pestilentia ! Tempore et spatio spontanea oboriri potest. Commercii viâ cum mercibus si affertur, sine cæli temperie necessariâ, venenum non depro-

____

(1) *De Peste orientali*, p. 12 et 15.

met; quœ cuncta infrà probationibus fulcien-
tur (1).

Avant Hérodote, des canaux n'étant point encore établis en Égypte, la vallée parcourue par le Nil n'était point habitée à cause de son insalubrité; les Égyptiens n'occupaient que les lieux élevés. La peste, ravageant aujourd'hui ce beau pays, n'a fait que reprendre les droits que lui avait ravis l'établissement des canaux actuellement si mal entretenus et même en grande partie comblés.

Savari, qui a séjourné long-temps en Égypte, en a fait, en bien des endroits de ses lettres, le tableau des causes les plus puissantes; ce tableau, peint d'après nature, est déchirant. Les remarques de cet auteur sur le temps où la peste se développe, sur celui où elle ne se développe jamais, à moins de causes évidentes extraordinaires, et où elle cesse même, prouvent clairement qu'elle est entièrement subordonnée à ces causes; on peut en dire autant des remarques de Prosper Alpin, de celles de Volney, et de plusieurs autres auteurs.

M. Vivant Denon, spécialement occupé de la topographie de l'Égypte, pendant la dernière expédition, ainsi que les médecins qui

____

(1) *De Peste orientali*, p. 16. Voyez aussi p. 18 et 43.

y ont pris part également, représente ce pays
sous les mêmes couleurs que les voyageurs
déjà cités. Tavernier et Chardin, qui ont long-
temps fréquenté presque tous les autres
points de l'Orient où la peste règne souvent,
tiennent le même langage à l'égard de ces diverses régions. Par-tout il se trouve, ou des
émanations infectes, ou des eaux croupies et
verdâtres, dont on est obligé de se servir
même pour la boisson, du moins dans certain
temps de l'année qui est celui où la peste se
développe. On y éprouve aussi tous les effets
de la pénurie, de l'insouciance et du joug le
plus insupportable. Par-tout on voit un rapport
constant entre l'existence ou l'absence de la
peste, et l'existence ou l'absence de ces causes;
parlons seulement de ce qui regarde le Nil.

Ordinairement l'inondation commence
dans le mois de juin et finit en septembre.

On ouvre les thalis ou digues qui ferment
l'entrée des canaux, quand le fleuve est assez
gonflé pour y pénétrer, de sorte que l'eau de
ces canaux, qui pendant les neuf autres mois
avait été croupissante, se trouve renouvelée;
alors la peste cesse.

Le mois de septembre venu, le Nil rentre
dans son lit, une grande partie de l'eau des
canaux y reste sans écoulement, par suite du

mauvais état où l'incurie des Turcs les a laissé tomber. Cette eau, ainsi stagnante, se remplit d'immondices, et se corrompt au point de devenir verdâtre et infecte : celle des puits et des citernes, celle du Nil même, dans quelques points de son étendue, éprouvent cette altération ; en même temps les vents du sud succèdent à ceux du nord, plusieurs autres causes morbifiques évidentes surviennent également, et la peste reparaît.

Dans les premiers temps, les eaux sont d'abord peu corrompues, elles fournissent peu de miasmes, la peste fait peu de ravages ; par la suite les eaux se dépravent de plus en plus : alors la peste paraît devenir plus contagieuse, c'est-à-dire, qu'en raison de l'accroissement des causes, la maladie fait de nouveaux ravages.

Enfin le mois de juin revenu, le Nil se gonfle de nouveau, il se rend, comme à l'ordinaire, dans les canaux et les citernes ; toutes les eaux sont ainsi renouvelées, et la peste cesse encore.

L'époque de l'inondation est à-peu-près toujours la même ; cependant elle varie un peu. Tantôt elle commence ou finit plutôt, tantôt c'est le contraire ; il en est de même pour l'apparition et pour la cessation de la maladie. L'inondation arrive-t-elle plus tard, la

peste se prolonge; l'inondation cesse-t-elle plutôt, la peste est plus prompte à se développer.

Quelques parties de l'Egypte ne sont point
inondées aussi souvent que d'autres ; elles
sont aussi moins sujettes à la peste, quoique les communications entre elles soient
toujours les mêmes.

Peut-on désirer des faits plus concluants ?
Ce qui mettrait la chose dans un plus grand
jour, s'il était nécessaire, c'est que, plus la
maladie commence tard, plus elle est bénigne
et promptement dissipée.

*Quò tardiùs venerit, eò mitior ac brevior
sit judicanda*(1). L'épidémie commençant tard,
elle doit durer moins long-temps qu'à l'ordinaire, puisqu'elle cesse toujours à l'époque de la
nouvelle crue ; elle doit en outre être moins
meurtrière, *mitior*, parce qu'elle ne trouve
pas les mêmes aliments dans les eaux dont
la stagnation est de moindre durée.

En parlant de la corruption de l'eau des
canaux et de celle de l'eau du Nil, nous
n'avons pas dû omettre celle de l'eau des puits
et des citernes ; en effet, aux miasmes délétères qui s'élèvent des canaux et du Nil, lorsque les eaux y sont stagnantes, il faut joindre
la mauvaise qualité de celles qui servent à

____

(1) Prosp. Alp., Méd. égypt., part. 1ere, p. 70.

la boisson des Egyptiens, pendant l'intervalle d'une crue à l'autre (1).

Le docteur Pugnet a observé que lorsque le Nil commence à croître, il est excessivement fangeux, et que lorsqu'il baisse il dégénère en marais. Dans les deux cas, les eaux de ce fleuve ne sont point potables. Cette altération est beaucoup moins sensible dans la Haute-Egypte que dans la Basse; aussi la peste est-elle beaucoup moins fréquente dans l'une que dans l'autre (2).

En général l'eau de puits, si commune dans la Basse-Egypte, est saumâtre; le besoin, l'habitude seule peuvent la faire supporter jusqu'à un certain point. Celle de quelques cantons fatigue l'estomac, purge à l'excès, développe à la longue des engorgements, des obstructions d'une opiniâtreté insurmontable. L'eau du Nil elle-même devient saumâtre dans une partie de son étendue, pendant l'intervalle des crues; alors on est réduit à l'eau des citernes, que l'on remplit tous les ans, dans le temps même de ces crues (3).

C'était à l'eau du Nil, dont l'altération était manifeste, que le baron Desgenettes, qui se trouvait alors sur le bord de ce fleuve, attri-

(1) Notice sur la Topographie médicale de Rosette, par le docteur Frank, Hist. méd. de l'armée d'Orient.
(2) Ouvr. cité, p. 20-22.
(3) Id., ibid.

buait le vomissement qui se faisait remarquer pendant l'expédition d'Egypte, parmi
les troupes dans leurs divers camps (1).

L'eau des canaux déjà altérée par suite
de son état de stagnation, l'est encore par les
immondices qu'y jettent journellement les
habitants des maisons situées sur leurs bords.

Si la peste se manifeste quelquefois en
Egypte pendant l'inondation, ce n'est jamais
avec la même violence que dans l'intervalle ;
souvent à peine l'aperçoit-on.

On doit remarquer que ce qui se passe entre
les causes morbifiques qui se trouvent en
Egypte, notamment entre celles qui dépendent principalement du Nil, et la maladie
appelée peste, ressemble parfaitement à ce
qu'on observe entre ces mêmes causes et
d'autres maladies qui règnent également dans
ce pays, mais que l'on n'attribue point à la
contagion. On trouve la même ressemblance
avec ce qu'on observe entre les vapeurs qui
s'élèvent de nos marais, avec les intempéries
de nos climats, et certaines maladies que nous
voyons souvent s'y manifester. Que le temps
devienne froid et humide, ordinairement on
voit bientôt une foule de personnes attaquées

(1) Hist. méd. de l'armée d'Orient, part. 1ᵉʳᵉ,
p. 229 et 230.

de catharres; que la même température persiste et devienne plus prononcée , alors ces maladies deviennent également plus graves et plus communes. Si cette température cesse promptement, au contraire, l'épidémie ne tarde pas à diminuer et même à se dissiper entièrement.

Ce qu'on vient de dire sur le rapport qui existe en Egypte entre les intempéries et la peste, est conforme non-seulement aux observations faites dans ce pays par les médecins de l'armée d'Orient , mais encore à ce qu'ont remarqué d'autres voyageurs, soit en Egypte, soit ailleurs. Nous retrouverons encore ici le docteur Pouqueville ; il dit : *In Ægypti regionibus ubi endemicè (pestis) grassatur , aëre oriri videtur ; in Libiæ oris , ubi sævit singulis ferè redeuntibus annis, semper austro spirante erumpit, et tanquam alis ejus incumbens, advehitur ; nam afflantibus Æthesiis , minimè aut rarò manifestatur* (1).

Prosper Alpin s'exprime ainsi à cet égard : *Pestis Cairi atque in omnibus locis Ægypti invadere eos populos solet ineunte septembri mense, usque ad junium.* Un peu plus loin il ajoute : *Pestem nunquàm junio, julio et augusto mensibus in Ægypto vidisse affirmant* (2).

(1) *De peste orientali,* p. 8.
(2) Med. Ægypt. , part. 1, p. 70 et 71.

NOTICES

HISTORIQUES ET CHRONOLOGIQUES

Sur les maladies épidémiques les plus mémo-
rables, réputées contagieuses.

———

QUELLES qu'aient été l'activité et l'évidence des
causes des typhus épidémiques, les historiens
et les médecins des derniers temps n'ont jamais paru les regarder comme suffisantes. Le
plus souvent même, ils semblent à peine avoir
reconnu en elles quelque influence.

On n'a pas encore eu d'histoire complète
sur les maladies épidémiques. Il est important
de remplir cette lacune.

L'histoire la plus étendue que nous ayons
sur ce sujet, celle que l'on doit à l'abbé
Papon, n'offre, pour ainsi dire, qu'une simple liste. Si quelquefois cet auteur parle des
circonstances qui ont été les seules causes de
ces maladies, c'est uniquement pour en indiquer l'époque. Au premier aspect, quelques-unes de ces causes peuvent paraître légè-

rès ; mais en les considérant avec attention et sans prévention, on aura à cet égard une autre opinion.

Je tâcherai de n'omettre aucune des épidémies dont Papon a fait mention , j'en ajouterai même quelques-unes indiquées dans plusieurs autres auteurs que j'ai parcourus.

On verra par ces notices, que ce ne sont pas les faits qui manquent pour décider la question sur les véritables causes des maladies épidémiques. On remarquera qu'il ne s'agissait que d'appeler l'attention des médecins sur la conséquence que l'on doit en tirer.

Je ne ferai la description d'aucune épidémie, à l'exception de quelques-unes de celles qui ont régné dans ces dernières années ; encore me bornerai-je à en indiquer les principaux symptômes. Il suffit que l'on puisse reconnaître par l'exposé des circonstances dont chaque épidémie a été accompagnée , que, de quelque nature qu'elle ait été, quelque nom qu'on lui ait donné, elle a dû sa naissance à d'autres causes que la contagion.

J'aurai souvent à parler de guerre. Cependant quelques épidémies ne se sont déclarées qu'après la cessation des hostilités. Mais il faut observer qu'ordinairement, à la fin des guerres, les peuples sont épuisés, et que,

bien que ce fléau ait cessé, il y a encore de
grands mouvements de troupes, dont la présence peut produire des causes morbifiques.

Quelquefois aussi, il ne s'agira que de
guerre dont le principal théâtre s'est trouvé
hors du pays où la maladie régna, et je ne
laisserai pas de présenter cette guerre comme
cause suffisante, parce que les calamités que
cet état suppose ont pu s'étendre jusque dans
ce pays, et que le silence des historiens sur
toute autre cause, permet d'admettre celle-là.
Ceux qui ont pu être témoins des calamités
de ce genre, partageront sans doute aisément
notre manière de voir à ce sujet.

Lorsque les premiers auteurs que j'ai consultés sur les véritables causes de certaines
épidémies gardaient le silence à cet égard,
en poussant plus loin mes recherches, j'ai
presque toujours fini par trouver des causes
aussi actives qu'évidentes.

D'abord j'avais eu l'intention de me borner
à quelques exemples ; mais ensuite, ayant considéré que l'on pourrait en opposer un bien
plus grand nombre de favorables en apparence au système de la contagion, j'ai tâché
de n'omettre aucune des épidémies les plus
dignes de remarque.

Je crois inutile de faire des citations à l'article de chaque épidémie, attendu que l'année, le pays et même souvent le prince qui régnait, sont indiqués ; attendu également que j'ai puisé, du moins les principaux faits, dans les auteurs les plus connus et les plus généralement estimés, tels que, pour les épidémies survenues avant J.-C., et qui la plupart eurent lieu soit à Rome, soit dans les pays qui en dépendaient, Tite-Live, Rollin et Crévier ; et quant à celles qui ont eu lieu depuis J.-C., Tillemont, Crévier, Lebeau, Laurent Echard, pour l'empire romain et le Bas-Empire ; Mézerai, le P. Daniel, Velli, de Thou, pour la France ; Rapin de Thoyras, pour l'Angleterre ; le P. Barre, pour l'Allemagne ; Ferreras, pour l'Espagne ; enfin l'Art de vérifier les dates. Ce dernier ouvrage seul contient des faits suffisants pour rendre raison des maladies épidémiques survenues depuis l'ère chrétienne. Si quelques-uns de ces faits ne sont pas consignés dans l'article qui concerne particulièrement le prince dans les états duquel l'épidémie a exercé ses ravages, on les trouve dans ceux qui appartiennent aux autres princes contemporains.

Si, pour certaines épidémies, nous avons recours à d'autres auteurs que ceux qui viennent d'être indiqués, nous les citerons, lorsque nous croirons les faits susceptibles d'être contestés.

Il faut observer qu'il ne suffit pas de chercher la relation de ce qui s'est passé dans l'année même où l'épidémie s'est déclarée ; il faut assez souvent remonter à plusieurs années précédentes.

Cet article sera partagé en deux parties. L'une comprendra les épidémies qui ont régné avant J.-C., et l'autre aura pour objet celles qui ont régné depuis.

On indiquera d'abord l'année et les lieux où l'épidémie s'est manifestée ; ensuite viendra l'exposé succinct des circonstances qui l'ont accompagnée.

On trouvera sans doute des inexactitudes ; il ne nous paraît guère possible qu'un travail de cette nature en soit exempt : nous avons du moins fait en sorte de n'en pas commettre sur des points essentiels.

*Epoque des épidémies les plus mémorables,
et Notes sur quelques-unes des circonstances
qui les ont précédées ou accompagnées,
qui ont pu leur donner naissance et en occasioner les progrès.*

PREMIÈRE PARTIE.

AVANT JÉSUS-CHRIST.

1491.   *Égypte.*

SOUS Aménophis, qui eut guerre avec les
Ethiopiens et exerça sur ces peuples beaucoup
de vexations (1), ou Sésostris, fils d'Aménophis, qui fit rassembler un grand nombre de
troupes, soutint de longues guerres, notamment contre les peuples de l'Arabie. Ces
guerres entraînèrent sans doute de grandes
calamités pour les Egyptiens eux-mêmes. Les
grands travaux que ce prince fit exécuter pour
la communication du Nil avec la mer Rouge,
durent aussi occasioner beancoup de maladies (2). Il faut admettre, en outre, au moins

(1) Chronologie égyptienne, t. 1, p. 260, et t. 11,
p. 154. Abrégé de l'histoire et de la morale de l'Ancien
Testament, t. 11, table chronologique.

(2) Hérodote, liv. 11. Diodore de Sicile, liv. 1,
sect. 11. Histoire ancienne de Rollin, t. 1, p. 125 et
126.

une partie des causes dépendantes du climat, qui règnent encore fréquemment.

1460.   *Désert, Arabie Pétrée.*

Lors de cette épidémie les Hébreux étaient dans le Désert, où ils éprouvèrent de grandes calamités et sur-tout de grandes privations. Ils durent essuyer des maladies d'autant plus graves que la disette fut suivie de l'usage d'une grande quantité de viande malsaine. L'Histoire sacrée parle de cailles mangées avec excès (1).

1308.   *Péloponnèse.*

Invasion des Héraclides dans cette contrée et leur expulsion, par conséquent ravages affreux et leurs suites (2).

1285.   *Armée des Grecs devant Troie.*

Disette et autres calamités (3).

1281.   *Ile de Crète.*

Au retour d'Idoménée et de Mérion du siége de Troie, guerre contre Idoménée (4).

1064.   *Azoth et autres lieux circonvoisins,*
          dans le pays des Philistins.

Guerre cruelle entre les Hébreux et les Phi-

(1) Bible, Nombres, chap. xi. Abrégé de l'Ancien Testament, t. ii, p. 412.

(2) Rollin, Hist. ancienne, t. 2, p. 510.

(3) Papon, Homère.

(4) Idem.

listins, prise de cette ville par les Philistins, à la suite de deux grandes batailles. D'après un passage de la Bible sur la nature de cette maladie, il paraît que c'était un flux de ventre, effet assez ordinaire de l'état de guerre (1).

1060.   *La Grèce et l'Asie mineure.*

Passage des Ioniens, Eoliens, Achéens et Doriens dans l'Asie mineure. Les Achéens fondent douze villes, Ephèse, Clazomène, Samos, etc. Les Eoliens fondent Smyrne et onze autres villes. En même temps Halicarnasse, Cnide, etc., sont fondées par les Doriens; ce qui suppose de grandes vexations envers les habitants de ces contrées (2).

1040.   *La Judée.*

Sur la fin du règne de David, suite de longues guerres civiles et étrangères (3).

717.   *Rome.*

Sous Romulus, après l'enlèvement des Sabines : guerre à outrance avec les Camériens et plusieurs autres peuples; famine, troubles, marais, eaux stagnantes. Il dut aussi avoir dans cette ville de l'encombrement, parce que

(1) Bible, 1er liv. des Rois, chap. v.

(2) Voyage du jeune Anacharsis en Grèce, t. vi, p. 202, t. vii, tabl. 1 des époques. Hist. anc. de Rollin, t. ii, p. 520-522.

(3) Bible, iie liv. des Rois, chap. xxi et xxiv.

Romulus y attira une grande partie des peuples vaincus (1).

707.   *Rome.*

Sous Numa. Jusqu'alors les Romains, occupés presque uniquement à la guerre, avaient pu vivre aux dépens de leurs voisins ; mais du temps de ce prince ils furent privés de cette ressource, parce qu'il les fit jouir de la paix. L'agriculture, à laquelle il voulut les accoutumer, a pu ne pas leur en offrir tout de suite une suffisante. D'ailleurs ils travaillèrent sans doute au desséchement de quelques-uns des marais que l'on sait avoir existé aux environs de Rome, ce qui dut occasioner des vapeurs malsaines (2).

755.   *Rome.*

Sous Tullus Hostilius, guerre avec les Fidénates, les Véiens et les Albains ; eaux stagnantes, encombrement (3).

591.   *La Grèce.*

Pendant la première guerre sacrée, dans l'armée qui assiégeait Cirrha (4).

(1) Hist. romaine par Rollin, édition de 1748, t. 1, règne de Romulus ; voyez sur-tout de la page 86 à la page 89.

(2) Rollin, loco cit., p. 142.

(3) Rollin, loco cit., p. 152 et suiv. Voyez aussi t. III, p. 47.

(4) Papon.

587. *Jérusalem.*

Siége de cette ville par Nabuchodonosor. Pendant ce siége, Jérusalem souffrit toutes sortes de calamités et sur-tout la famine (1).

541. *Delphes.*

Incendie du fameux temple de cette ville, famine (2).

515. *Rome.*

Sous Tarquin-le-Superbe, le peuple est accablé par les guerres avec les Sabins et les Volsques, et par les travaux publics ; misère fort grande ; conduits souterrains pratiqués pour l'écoulement des immondices ; chaleur et sécheresse extraordinaires ; exhalaisons des marais (3).

503. *Rome.*

Guerre avec Porsenna, Rome assiégée, fa-

(1) Papon, Bible, ive liv. des Rois, chap. **xxv.**

(2) Rollin, Hist. anc., t. ii, p. 650. Voyage du jeune Anacharsis, époques, t. **v**, p. vij; t. ii, p. 437, et t. vii, p. vjj.

Plutarque parle de stérilité qui eut lieu avant cette peste. *De será numinis vindictá*, p. 556, 557.

Hérodote, trad. de Larcher, t. ii, p. 434 et 435, notes 431.

(3) Rollin, Hist. rom., t. i, p. 280 et suivantes. Senac, loco cit., part. i^{ere}, p. 51.

mine , grand carnage devant Rome , chaleur extrême, exhalaisons des marais (1).

490.   *Rome et autres lieux.*

Famine extrême, levées de troupes, guerre contre les Volsques et les Antiates, siége de Corioles , combats sanglants , discorde dans Rome, grand tumulte. Les Volsques qui se préparaient à marcher contre les Romains, sont arrêtés dans Vélitres par une épidémie, suite des mêmes calamités (2).

480.   *Armée de Xercès.*

« L'armée , harassée d'une marche conti-nuelle , pour comble de malheur , fut désolée par une famine , avant-courrière de la peste prédite par Artabane. Cette peste fit de si grands ravages, que les troupes étaient sui-vies par une nouvelle armée de bêtes féroces et d'oiseaux voraces, dont les malades étaient la proie à mesure qu'ils périssaient (3). »

470.   *Rome.*

Grands troubles, demande de la loi agraire,

(1) Papon , Rollin , loco cit., p. 375 et suivantes.

(2) Hist. rom. de Rollin, t. 1, p. 475 et suiv., sur-tout 489-491.

(3) Hist. de Grèce, trad. de l'anglais de Temple, Stanyan, t. 11, p. 71 et 72. Voyage du jeune Anacharsis , t. 1, p. 233.

guerres continuelles avec les Eques ; les Volsques et les Véiens, ravage du territoire des Romains , levées considérables de troupes, peste chez les peuples en guerre , chaleurs extraordinaires (1).

462.   *Rome.*

Guerre malheureuse, ravages exercés par les peuples voisins aux environs de Rome, troubles intérieurs (2).

459.   *Rome.*

Grands troubles , guerre contre les Eques, les Sabins et les Volsques. Les ennemis, qui étaient venus dévaster les environs de Rome , s'étant retirés , la peste cessa peu-à-peu. Demande de la loi agraire.

Il faut toujours ajouter aux autres causes l'existence des marais (3).

451   *Rome.*

Les esclaves particulièrement atteints , continuation des troubles, inquiétude et agitation des esprits par rapport à des bruits de conspiration. Assemblées fréquentes et tumultueuses pendant lesquelles le peuple néglige

(1) Rollin , loco cit. Voyez particulièrement de la page 550 à la page 603.

(2) Loco cit. , sur la fin , et t. 11 , p. 25 et suivantes.

(3) Loco cit. , p. 25 et suivantes.

de pourvoir à sa subsistance. Siége du Capitole, dont Herdonius, soutenu de beaucoup d'esclaves, s'était emparé. Encombrement produit par les habitants de Tuscule, venus au secours des Romains. Nouvelle guerre avec les Eques, les Volsques, les Antiates et les Sabins. Levée de tous les hommes en état de porter les armes. Nouvelle demande de la loi agraire (1).

434 suivant Papon, 433 et 432 suivant Rollin.

Rome.

En 437, famine extrême, suite des intempéries et de l'abandon de la culture des terres. Les habitants des campagnes attirés à la ville par l'agrément qu'ils trouvaient dans les assemblées et ailleurs, négligeaient beaucoup tous leurs travaux. Les plus misérables plébéiens aimaient mieux vivre à Rome dans l'indigence, et y attendre le partage incertain des terres publiques, que d'en posséder actuellement dans une riche colonie (2). Guerre contre les Falisques en 434, levées considérables contre les Véiens (3).

---

(1) Hist. rom. de Rollin, de la page 41 à la page 99.
(2) Loco cit., t. 1, p. 623.
(3) Loco cit., de la page 254 à la page 273.

431 — 428.   *Athènes.*

Si, dans la description de cette peste, Thucydide a parlé de la contagion, il semble qu'on ne doit rien en conclure en faveur de la cause ou du principe qu'on exprime aujourd'hui par ce mot, puisque l'on ne sait pas bien ce qu'il signifiait pour les anciens. Cet auteur observe en effet que les médecins ne connaissaient ni la cause, ni les remèdes de cette maladie; il dit qu'on l'attribua à l'empoisonnement des puits par l'ennemi; il termine cet article en déclarant qu'il laisse à d'autres, plus instruits, le soin d'en rechercher les véritables causes (1).

L'interruption du commerce, qui eut lieu dès le commencement de la guerre, cette interruption seule rend du moins très-difficile, pour ne pas dire impossible, d'expliquer comment cette peste, survenue la seconde année, et dont les ennemis étaient exempts, aurait pu être le résultat de la contagion, ainsi qu'on l'a prétendu. D'ailleurs, Hippocrate lui-même, que l'on croit avoir parlé aussi de cette maladie, ne l'attribue qu'à des causes évidentes; et, suivant Thucydide, la guerre du Pélopon-

____

(1) Trad. de Thucyd. par Valla, p. 48; par d'Abl., t. 1, p. 180. Voyez aussi les remarques de ce traducteur.

nèse a causé, sur-tout pour les Athéniens, les plus grands maux qu'on eût jamais vus en si peu de temps; elle fut accompagnée de famine et de sécheresse (et par conséquent de chaleurs extraordinaires). Suivant le même auteur, dans la seconde année de la guerre, au milieu de la moisson, Archidamus, roi de Sparte, entra, pour la seconde fois, à la tête de 60,000 hommes, dans le petit pays de l'Attique. Il avait dévasté cette contrée dès la première année, il la ravagea de même entièrement lors de cette nouvelle invasion. Le dégât s'étendit jusqu'aux portes d'Athènes; de sorte que du haut de leurs remparts les faibles Athéniens eurent la douleur de voir anéantir toutes leurs espérances. Les Péloponnésiens, pour ne leur en laisser aucune, ne quittèrent ce pays que pour porter également le fer et le feu dans les contrées voisines, qui, sans ce désastre, auraient pu être de quelques secours au peuple d'Athènes. Ils ne se retirèrent que quand ils ne trouvèrent plus de quoi subsister pour eux-mêmes.

La fureur et l'avidité de l'ennemi ne furent pas les seules calamités dont les Athéniens eurent à souffrir ; nous avons déjà vu Hippocrate parler de causes évidentes, qu'il a reconnues dans les intempéries ; Diodore de Sicile fait mention de chaleurs extrêmes qui ne furent pas tempérées, comme à l'ordinaire, par les vents du nord, de mauvaises exhalaisons qui s'élevèrent à la suite de pluies abondantes, et de l'usage de grains gâtés pendant ces pluies.

Paul d'Égine met également les intempéries au nombre des causes de cette épidémie.

« Pour ce qui est de la peste d'Athènes, dit Plutarque, le principal reproche en est dû à Périclès, qui enferma dans la ville tout le peuple de la campagne, ce qui, par la différence des lieux et de la manière de vivre, produisit une horrible épidémie. » Mme Dacier, qui a traduit Plutarque, dit une *horrible contagion.*

Que l'on se représente les Athéniens, accoutumés de tout temps, et plus qu'aucune autre nation de la Grèce, à demeurer à la campagne en toute liberté, contraints alors d'abandonner leurs travaux, leurs moissons, leurs bestiaux, et de se renfermer dans Athènes, comme dans une prison, pour y être uniquement spectateurs du ravage de leurs champs, et de l'incendie de leurs maisons (1). Qu'on les considère, entassés chez leurs parents

____

(1) Trad. de Thuc., par d'Abl., t. 1, p. 153 et suiv.

ou chez leurs amis , dans des espèces de grottes ou petites cabanes (*in cavernis*), où l'on ne pouvait respirer pendant l'ardeur de l'été , et rétrécies encore par les bagages ; en un mot, qu'on se les figure éloignés de leurs pénates , sans pain , en proie aux intempéries , aux besoins les plus pressants , et à la plus vive inquiétude pour l'avenir , on concevra sans doute aisément que bientôt leur santé dut éprouver quelques dérangements , et que le mal dut s'accroître rapidement. Des causes aussi nombreuses et aussi actives ne pouvaient être sans effet.

La maladie commença au Pirée , parce que les principales ressources de ceux qui l'habitaient, se trouvaient dans le commerce , qui, dès les premiers temps de la guerre , fut interrompu. En cela , comme pour le reste , tout a suivi une marche relative aux faits évidents.

Cette maladie a paru régner seule ; mais elle était elle-même la réunion de toutes celles qui pouvaient se développer dans ces funestes conjonctures. Les causes étaient si variées et si énergiques , elles agissaient avec tant de simultanéité , que souvent elles devaient atteindre en même temps plusieurs organes essentiels, et même tous les points de l'organisme , et les affecter à un degré extrême. De là tous les symptômes dont parle Thucydide, tels que le trouble du cerveau et des yeux, la sécheresse des voies aériennes et alimentaires, une soif inextinguible, la puanteur de l'haleine, la toux, les nausées, les vomissements, le hoquet, l'anxiété, la dysentérie ou seulement la diarrhée, des pustules, la gangrène des parties les plus éloignées du cœur (comme on l'a vue dans ces derniers temps à Dresde et en beaucoup d'autres lieux), etc.; tous ces symptômes n'appartiennent-ils pas à plusieurs maladies différentes? Tel individu qui n'aurait éprouvé qu'une toux légère, s'il n'eût été exposé qu'aux intempéries, avait en même temps la diarrhée, parce qu'il avait été réduit à n'user que de mauvais aliments; il éprouvait aussi les symptômes ordinaires dans les fièvres adynamiques, même ceux que l'on regarde comme des signes caractéristiques de cette maladie, parce qu'il était exposé à l'encombrement et à d'autres causes débilitantes. En effet, si chez quelques-uns il ne se manifestait d'abord qu'une seule affection, bientôt d'autres s'y joignaient, et toutes ces affections réunies constituaient la maladie principale. C'est ce qu'indique l'historien, lorsqu'il dit que les autres maladies dégénéraient en celle-ci.

Quant aux maladies qui régnaient ailleurs, elles avaient eu leurs sources dans les mêmes causes; les fléaux de la guerre se faisaient sentir par-tout.

Une des plus fortes preuves que la contagion n'était ici pour rien, c'est que l'épidémie ne s'est point répandue dans le Péloponnèse, malgré les incursions dans cette péninsule, de l'armée navale des Athéniens, qui en étaient atteints, ni dans l'armée d'Archidamus, quoique cette armée ait long-temps séjourné dans l'Attique. La raison de ce respect de la peste pour les uns, et de ses ravages chez les autres, se tire de leur état respectif.

428.   *Italie.*

Grande sécheresse, disette au moins de plusieurs espèces de fruits. En 432, les Fidénates et les Véiens étaient venus jusqu'aux portes de Rome, et en avaient ravagé tous les environs. En 431, nouvelles alarmes dans cette ville, crainte d'être attaqué par les douze peuples de l'Etrurie. Famine en 430. En 428, grands préparatifs de guerre chez les Eques et les Volsques, qui occasionent aussi de grandes alarmes; bataille sanglante avec les peuples qui viennent d'être nommés. Peste presque continuelle à Rome et aux environs par suite des guerres également non interrompues, des exhalaisons des marais et de l'abandon de la culture des terres (1).

412. *Rome et presque tout le reste de l'Italie.*

En 415, bataille sanglante avec les Eques et ceux de Lavique, perdue par les Romains. Nouvelles levées dans cette même année. Grands troubles à Rome en 414 et en 413, à l'occasion du partage des terres, dont on parlait beaucoup, tandis qu'on ne les cultivait pas (2). « Jusque-là, dit Rollin, les soldats avaient servi l'état à leurs propres frais et dépens. Il fallait que chacun tirât de son petit héritage de quoi subsister, tant en campagne que pendant le quartier d'hiver ; et souvent, quand la campagne durait long-temps, les terres, sur-tout celles des Plébéiens, demeuraient en friche (3). »

On sait que pendant les troubles, qui n'étaient interrompus que par les guerres,

____

(1) Hist. rom. de Rollin, t. 11, de la page 273 à la page 286. Rollin ne parle de maladie épidémique que dans les années 433, 432, 425. Il attribue cette maladie à une grande sécheresse, dont les animaux souffrirent aussi beaucoup.

(2) Rollin, loco cit., de la page 325 à la page 334.

(3) Loco cit., p. 350 et 351.

le peuple passait une partie de son temps dans le *Forum*, au lieu de cultiver les champs (1).

404. *Armée carthaginoise en Sicile.*

Suivant quelques auteurs, cette armée était composée de plus de 300,000 hommes de pied, et de 3000 chevaux, outre une flotte de 200 vaisseaux. Des troupes aussi nombreuses, rassemblées autour de Syracuse pour en faire le siége, devaient avoir beaucoup de peine à subsister, même en ménageant bien toutes leurs ressources ; et une des premières opérations d'Imilcon, général des Carthaginois, fut d'ordonner le dégât des terres voisines, et de ruiner tout le pays. Le dégât dura 30 jours. Les soldats effrénés éprouvèrent bientôt des alternatives de privations et d'excès, qui donnèrent lieu à des maladies favorisées d'ailleurs par les chaleurs de l'été, qui, cette même année, furent excessives. La maladie consistait principalement dans un cours de ventre dysentérique.

(1) Rollin, Hist. rom., t. 1, p. 623. Il faut ajouter aux causes inséparables de ces troubles, et particulièrement de la négligence de l'agriculture, celles qui devaient résulter de l'existence des marais et de l'encombrement, provenant lui-même d'un accroissement continuel dans la population.

Après la perte presque totale des troupes dont nous venons de parler ; après avoir été assiégée par divers peuples de l'Afrique, au nombre de 200,000 hommes ; après avoir perdu une grande bataille en Sicile, et fait de nouvelles levées, la ville de Carthage, accablée de tant de désastres, fut elle-même en proie à la peste (1).

401.   *Rome et ses environs.*

Grands troubles dans Rome, en 410. Peste, suivant Rollin, en 409. Famine en 408. Guerre presque continuelle avec les Eques, les Volsques et les Véiens, depuis l'année 407. Alarmes dans Rome en 405 ; deux batailles livrées dans ses environs ; ravages qui y sont commis. En 402, commencement du siége de Véies ; en 401, on le continue, et il faut en même temps soutenir de nouvelles guerres à outrance, dont le théâtre est toujours le territoire voisin de Rome (2).

396.   *Rome et ses environs.*

En 400, échec considérable à Véies ; nouvelles levées ; autre échec près de la même ville, soutenue par les Falisques et les Fidé-

(1) Le même auteur, Hist. anc., t. 1, de la p. 255 à la p. 272.

(2) Rollin, Hist. rom., t. 11, de la page 340 à la page 356.

nates. En 398 , autres levées. Les jeunes gens qui n'avaient pas encore l'âge requis et les vieillards sont obligés de prendre les armes. En 396, continuation du siége de Véies ; cérémonie ou fête des lectisternes , à cause de la peste (1).

392.　　　*Rome et ses environs.*

Continuation du siége de Véies. En 395, ravage des terres des Falisques et des Capénates. Rien de ce que le fer et le feu peuvent ruiner n'est épargné. En 394, les habitants de Tarquinies viennent aussi faire le dégât auprès de Rome. En 393 , bataille contre les Capénates et les Falisques (perdue). Alarmes dans Rome et au camp. Nouvelles levées ; nouvelle bataille ; prise de Véies ;

---

(1) Loco cit., de la page 358 à la page 391. Dans cette peste , les particuliers se donnèrent des festins pendant l'espace de 8 jours que duraient ces sortes de fêtes ; les portes des maisons furent ouvertes dans toute la ville ; tout était commun dans les festins , où tout le monde était bien reçu. On y invita les connus et les inconnus , on ôta aux prisonniers leurs liens ; ainsi on ne faisait exclusion de personne ; les inconnus même étaient admis, quoique la peste régnât de tous côtés , c'est-à-dire, dans toute l'étendue du théâtre de la guerre. Cependant cette maladie s'est dissipée peu après la célébration de cette fête. Loco cit. , p. 388-391.

carnage et pillage dans cette ville. En 392,
nouveaux dégâts dans les terres du voisinage
et troubles dans Rome même (1).

387.   *Les Romains assiégés dans le Capi-*
tole, et l'armée des Gaulois qui
formait ce siége.

Bataille d'Allia, funeste aux Romains.
Siége de Rome par les Gaulois. Incendie de
cette ville. Dégât dans les environs. Les Romains renfermés dans le Capitole, et l'armée gauloise, en proie à la famine. Fatigues
extrêmes; cadavres amoncelés et putréfiés;
l'air est altéré d'ailleurs dans le camp des
Gaulois, par la cendre des maisons brûlées,
et par l'humidité des lieux qu'ils occupaient (2).

384.   *Rome.*

Guerre avec les Volsques, les Éques, les
Etrusques et les Antiates. Soulèvement de
quelques alliés. Levées de troupes nombreuses (3).

362.   *Rome.*

Le siége de Vélitres, commencé en 373,

______

(1) Loco cit., de la page 394 à la page 415.

(2) Loco cit., de la page 420 à la page 497. Voyez
particulièrement les pages 472 et 473.

(3) Loco cit., de la page 501 à la page 506.

dura jusqu'en 364. Guerre avec les Gaulois pendant cette dernière année ; ensuite troubles dans Rome même. Renouvellement des lectisternes, et établissement des jeux scéniques (1).

349, *suivant Papon ;* 345, *suivant Rollin.*
Rome.

Avant la première époque, guerre à outrance avec les Herniques, les Tiburtiens, les Gaulois, les Privernates, les Véliterniens, les Falisques, les Tarquiniens et les Étrusques. Ravages des terres aux environs de Rome. Troubles intérieurs. Avant la seconde époque, Rome abandonnée par ses alliés, est obligée à de grandes levées pour résister aux Gaulois et aux pirates de la Grèce. Nouvelle fête des lectisternes (2).

335 *et* 332.　　　　*Rome.*

En 337, Guerre opiniâtre avec les Latins, bataille sanglante. En 336, guerre contre ceux de Tibur, de Préneste, de Vélitres et

_____

(1) Loco cit., de la page 572 à la page 600. Ces jeux consistaient dans des représentations de pièces de théâtre. Loco cit., p. 600. Par conséquent ici les communications étaient encore très-libres entre tous les citoyens.

(2) Loco cit., t. III, de la page 88 à la page 122.

plusieurs autres peuples. En 335 et 332, continuation de la guerre avec tous les peuples latins, et d'autres peuples encore (1).

293.   *Rome.*

Guerre longue et sanglante avec les Samnites, les Etrusques et les Falisques ; guerre désastreuse même pour les Romains. Terres depuis long-temps mal cultivées, et d'ailleurs ravagées dans les environs de Rome. Fréquentes alarmes dans cette ville (2).

263 *et* 262.   *Rome.*

Guerre contre les Carthaginois en Sicile, et contre une partie des habitants de cette île. Siége d'Agrigente. Grandes levées pour soutenir cette guerre, et contenir les peuples voisins de Rome, nouvellement vaincus. Encombrement que supposent des colonies envoyées dans trois villes différentes, éloignées de Rome, et probablement disette de vivres (3).

(1) Loco cit., de la page 178 à la page 205.

(2) Loco cit., de la page 365 à la page 453. Voyez aussi t. vi, p. 166 et 167, où se trouve un article qui fait voir que du moins, pendant long-temps, l'agriculture a été fort négligée dans les environs de Rome.

(3) Loco cit., t. iv, de la page 46 à la page 71.

213.　*Armée carthaginoise et armée romaine en Sicile.*

Rollin place cette épidémie en 212, et l'attribue au mauvais air. Il faut y joindre les
calamités de la guerre qui durent être extrêmes (1).

206.　*Armée des Carthaginois, et celle des
Romains dans l'Abruzze.*

Ravage de cette province par les deux armées, qui s'y faisaient une guerre sanglante.
Ces deux peuples devaient éprouver de grandes calamités, par suite des guerres qu'ils
soutenaient sur beaucoup d'autres points.
Terres mal cultivées (2).

182.　*Rome et les pays voisins.*

La peste se développait par-tout où les calamités de la guerre se faisaient le plus sentir, et sur-tout dans les pays qui, par la nature
de leur sol, lui fournissaient le plus d'aliments. Depuis long-temps elle devait se re-
produire souvent, et faire de grands ravages
dans la ville de Rome et les pays circonvoisins, parce que, depuis long-temps, dans

(1) Loco cit., t. v, p. 346-367, et son Hist. anc.,
t. x, p. 40-89.

(2) Hist. rom. de Rollin, t. vi, de la page 1ere à
la page 230, et sur-tout p. 166 et 167.

ces pays, la guerre était presque continuelle, parce qu'elle s'y faisait de ville à ville, et suivant un système de dévastation dont on ne s'écartait guère. Que l'on ajoute à la disette, les fatigues et les autres maux qu'entraîne la guerre, on se rendra facilement raison des épidémies que l'on voit se succéder si rapidement dans les mêmes cantons. Pour ne parler que de l'épidémie de cette année, elle a pu trouver sa source dans la guerre avec les Liguriens, ennemis perpétuels des Romains, et dans quelques autres calamités que suppose l'établissement de nouvelles colonies en divers points de l'Italie (1).

175, *suivant Papon*; 174, *suivant Rollin.*

Rome et autres lieux de l'Italie.

Troupes nombreuses sur pied pour contenir les peuples vaincus, et pour continuer la guerre avec les Istriens, les Liguriens et les habitants de la Corse et de la Sardaigne (2).

168. *Illyrie.*

Persée avait porté la guerre dans ce pays en 169. Il y avait exercé toutes sortes de ravages. En 168, les Romains en firent autant.

(1) Loco cit., t. VII, de la page 408 à la page 480.
(2) Ibid., de la page 556 à la page 571.

Guerre contre Persée , les Béotiens et les
Epirotes (1).

151. *Numidie et territoire de Carthage.*

Guerre dans ces régions entre les Carthaginois et Massinissa (2).

74. *Armée de Mithridate, qui assiégeait Ci-
zique.*

Troupes très - nombreuses. Epuisement ,
fatigues du siége , famine extrême. Plusieurs
soldats mouraient de faim ; quelques-uns se
nourrissaient de chair humaine ; et les autres , qui avaient horreur de cette barbarie,
réduits à manger des herbes , tombaient
de faiblesse. Un grand nombre restant sans
sépulture , l'air était très-altéré par les miasmes qui s'exhalaient de leurs cadavres (3).

49. *Marseille.*

Siége et prise de cette ville par les Romains,
sous Jules César. Orge gâtée dont les Marseillais se servirent pour leur nourriture. L'auteur des antiquités de Marseille dit que pendant ce siége, les habitants n'étaient pas moins
pressés par la famine que par la peste (4).

(1) Hist. rom., par Rollin , t. VIII , de la p. 80 à la
page 171.

(2) Ibid. , p. 308 , Papon.

(3) Ibid., t. XI , de la page 21 à la page 32.

(4) Loco cit., t. XIII, de la page 430 à la page 469 Com.
de César, trad. d'Ablancourt, t. II , p. 125, Papon.

48. *Thessalie.*

Ce pays faisait partie du théâtre de la guerre entre César et Pompée. Il y régnait une grande disette. En outre une grande quantité d'animaux pourris, qu'on avait négligé d'enterrer, y produisit des exhalaisons très-méphitiques (1).

23. *Rome et autres lieux.*

La population de cette ville s'étant accrue beaucoup, il devait y avoir de l'encombrement, et d'ailleurs elle pouvait se ressentir encore des calamités produites par les guerres civiles. Les autres parties de l'Italie épuisées par ces guerres, étaient encore le théâtre de plusieurs brigandages. La révolte s'était manifestée dans différentes provinces. On rassemblait de nombreuses armées. La famine régnait dans plusieurs contrées, notamment à Rome (2) et en Espagne, où, suivant certains historiens, des mères mangèrent leurs enfants, des fils leur père. Les Espagnols se poignardèrent et s'empoisonnèrent, plutôt que de se rendre à Auguste.

(1) Hist. rom., par Rollin, t. XIII, de la page 519 à la page 559.

(2) Hist. des emp. rom., par Lenain de Tillemont, t. I, part. 1ʳᵉ, p. 19 et 21.

SECONDE PARTIE.

*Épidémies qui ont eu lieu après l'ère chré-
tienne.*

65 ans.   *Rome.*

Néron régnait. L'incendie de cette malheureuse cité eut lieu en 64. En 65, aux autres
calamités qu'enfanta le règne de Néron, se
joignirent des tempêtes furieuses, dont les
blés souffrirent beaucoup (1).

69.   *Jérusalem.*

Sous Vespasien, guerres, siége de plusieurs
villes dans la Judée. Famine extrême, et
autres calamités inouïes dans Jérusalem
même.

80.   *Rome.*

Sous Titus, incendie de cette ville, qui dura
trois jours et trois nuits. Explosion du Vé-
suve, qui ruina un grand nombre de villes.

____

(1) Si l'on veut avoir des détails sur les circonstances
qui ont accompagné chaque épidémie, on n'a qu'à consulter, comme nous l'avons fait, l'histoire particulière
du pays où elle a régné ; mais presque toujours on en
trouve de suffisants dans l'art de vérifier les dates. Dans
cet ouvrage, il faut souvent voir l'article de tous les
princes contemporains.

Les habitants de la partie de Rome brûlée
se réfugièrent sans doute dans les maisons
épargnées, où un certain nombre de ceux
de la Campanie, qui purent échapper aux
laves du volcan, se seront aussi rendus, de
manière à occasioner un grand encombrement et une grande misère. Cette même année
l'empire était en proie à d'autres calamités.
Les peuples éprouvèrent beaucoup de vexations souvent pires que la guerre, dit Laurent Echard, dans son histoire romaine.

118. *Afrique.*

En 115, 116 et 117, révolte des Juifs.
La province de Cyrène en Afrique, et l'île
de Cypre, furent les lieux où ils exercèrent
le plus de ravages. Ils les dépeuplèrent entièrement. Suivant les historiens, ils commirent
plusieurs actes d'inhumanité et de barbarie.
Ils mangeaient la chair de ceux qu'ils égorgeaient; ils se lavaient le visage avec leur
sang; ils se couvraient de leur peau; ils les
sciaient et coupaient par morceaux, afin que
les bêtes les dévorassent plus aisément; et
quand ils eurent épuisé tous les autres genres
de supplices, ils contraignirent leurs victimes à se tuer les unes les autres. Un grand

nombre de peuples furent exposés à leur fureur. Enfin des troupes nombreuses ayant été envoyées en Afrique par Trajan , les Juifs à leur tour éprouvèrent tous les supplices qu'ils avaient eux-mêmes inventés. Les chrétiens déjà multipliés furent aussi persécutés (1).

138.   *Arabie.*

Sous Adrien. Les Arabes résistant depuis long-temps, avec le courage le plus déterminé, aux efforts des Romains pour les subjuguer , furent par conséquent en proie à de grands maux. Leurs terres furent mal cultivées , leurs troupeaux et leurs minces récoltes détruits. Armées nombreuses de Romains et de plusieurs autres peuples rassemblées dans la Judée , la Syrie et les pays voisins, parconséquent en Arabie , pendant la guerre qui suivit le soulèvement des Juifs sous Barchochébas. Ce fut encore une guerre d'extermination : hommes, femmes, enfants, vieillards, tout ce qui put tomber au pouvoir des Romains fut massacré. Siége et prise de 5o places fortifiées et de 985 villes et bourgades con-

(1) Histoire des Juifs depuis J.-C. , 1710, t. 11, p. 2, 3 et 4.

sidérables. 508,000 Juifs périrent par le fer. Il n'est pas possible de nombrer ceux dont la faim, ou les fatigues, ou le feu, terminèrent les malheureux jours. Tous les Juifs de la terre se mirent en mouvement pour cette guerre, dont le feu est devenu, suivant l'expression d'un historien, un embrasement universel. La tradition des Juifs donne à cette guerre une durée de trois ans et demi, ce qui la conduit de l'année 134, où elle a commencé, jusqu'à l'époque de la peste dont nous parlons (1).

141. *Plusieurs provinces de l'empire.*

Sous Antoine. Famine, intempéries, inondations extraordinaires (2).

166. *Rome et beaucoup d'autres points de l'empire, notamment l'Italie.*

Sous Marc-Aurèle. Famine pendant plusieurs années, intempéries, inondations. Guerre avec les Germains, les Sarmates, les Quades

______

(1) Hist. des Juifs depuis J.-C., t. II, de la page 4 à la page 9.

(2) Papon.

et les Marcomans. L'empire se trouva dans une telle nécessité, que l'empereur vendit, pour subvenir au besoin des peuples, ce qu'il avait de plus précieux. On a dit que cette peste semblait suivre les traces de l'armée qui revenait de l'Orient, après avoir vaincu les Parthes, pour faire entendre que cette armée la donnait par contagion. Mais les véritables causes ne se sont-elles pas trouvées dans les calamités dont nous avons parlé plus haut ; dans les fatigues et dans les privations auxquelles l'armée fut exposée, ainsi que les habitants des pays par où elle a passé ? Elle éprouva même une disette d'eau. Une preuve, entre autres, que la contagion n'y était pour rien, c'est ce qu'a remarqué *Heurnius*, d'après Simplicius. « *Scribit Simplicius eo tempore quo M. Aurelius imperator bellum gerebat adversus Parthos, pestem cnatam fuisse, quæ vino et oleo curabatur* (1) ». Cette peste survint du temps de Gallien, qui l'a comparée à celle d'Athènes. Ces deux épidémies se ressemblaient du moins par leurs causes.

(1) Heurnius, lib. de Peste, p. 84. Astruc, Dissert. sur l'origine de la peste, p. 28-31.

189. *Rome.*

Sous Commode. Levées de troupes nombreuses. Guerres civiles. Famine. Les peuples devenus plus farouches par suite des calamités publiques. Le règne de Commode rappela les horreurs de ceux de Caligula, Néron et Domitien. Aussi cette peste fit-elle de grands ravages.

216. *Rome et le reste de l'Italie* (1).

Sous Caracalla qui exerça toutes sortes de cruautés. Levées nombreuses pour une expédition en Orient.

De 250 à 252.   Dans presque tous les pays connus.

Sous Gallus et Volusien. En 251, guerre avec les Goths et beaucoup d'autres peuples. Grands troubles et grands ravages dans l'empire.

260. *Orient.*

Sous Valérien. Ravages des Perses dans

____

(1) Astruc, Dissert. sur l'origine de la peste, p. 31.

tout l'Orient. Persécution des chrétiens. Désastres affreux. L'empire attaqué de toutes
parts.

263.   *Alexandrie en Egypte.*

Sous Gallien. Sédition dans ce pays. Le
gouverneur, Alexander Æmilianus, y avait
pris la pourpre. Une armée est envoyée
contre lui. Il est arrêté et conduit à Rome.
Guerre sur tous les points de l'empire.
Persécution des chrétiens. L'état de l'empire
était des plus déplorables, sous un grand
nombre de tyrans, c'est-à-dire par suite de
fréquentes révoltes.

269.   *Orient et autres parties de l'empire.*

Sous Odenat roi de Palmyre, et Gallien
empereur. Guerre contre les Perses, et ensuite contre Zénobie. L'empire est ravagé d'un
autre côté par les Goths. Cette peste, disent
les historiens, était accompagnée d'un grand feu
dans les entrailles. C'était sans doute une dysenterie, suite de l'usage de mauvais aliments, des
fatigues et des intempéries (1).

(1) Astruc, loco cit., p. 34.

295. *Orient.*

Sous Dioclétien. Guerre de tous côtés , depuis l'année 287. Incursions des barbares. Révoltes fréquentes.

308. *Mésopotamie.*

Sous Constantin et Maximin. Guerre en Arménie. Révoltes en différentes parties de l'empire. Les yeux étaient particulièrement affectés.

350. *Plusieurs parties de l'Empire.*

Sous Constance II. Plusieurs guerres, de 340 à 350 , révoltes et cruautés de Magnence. Famine (1).

408. *Rome.*

Sous Honorius. Famine. Guerre en Italie contre les Goths , conduits par Alaric. En 408 , ces peuples rentrent dans cette contrée, après en avoir été chassés en 403 , et marchent droit à Rome. Misère extrême dans tout l'empire. Guerre également avec les Huns conduits par Ulde ou Uldin , et les Vandales

____

(1) Papon.

conduits par Gonderic, qui pendant trois ans font de grands ravages dans les Gaules. Famine, à Rome particulièrement, et autres calamités, par suite du siége que cette ville soutenait (1).

426.   *Thrace.*

Sous Théodose le jeune. Armée des Huns, sous la conduite de Rongar ou Roilas, attaquée de peste par suite des calamités de la guerre.

465.   *Italie.*

Sous Sévère III. Fréquentes révoltes. Tyrans nombreux qui se dépouillent successivement. Guerres qui en résultent, et dont le principal théâtre est l'Italie. Genseric, roi des Vandales, profitant des malheurs de l'empire, ravagea les villes maritimes de l'Italie et des Gaules. Les Huns et d'autres peuples barbares firent aussi de grands dégâts.

503.   *Marseille.*

La Provence ravagée par les Francs sous Clovis, et par les Goths commandés par Théo-

____

(1) Papon.

doric, roi d'Italie, dont la domination s'étendait sur la Provence.

538. *Rome. Armée française en Italie.*

Sous Justinien. Siége de cette ville par les Goths, au nombre de 150,000, lequel dura un an et neuf mois. Famine dans la ville et dans le camp des assiégeants. Pluies continuelles en 536. Rome, alors au pouvoir de Vitigès, avait été réprise par Bélisaire. Famine et peste dans l'armée française, conduite en Italie par Théodebert, roi de Metz (1).

540. *Auvergne.*

Sous Théodebert. Guerre opiniâtre soutenue en Espagne et en Italie par les Français. Levées, séjour de troupes et autres fardeaux de la guerre qui durent peser beaucoup sur les provinces voisines des pays où elle se faisait. Troubles particuliers dans l'Auvergne. Quelques années auparavant, Thierry, roi d'Austrasie, ayant pénétré dans cette province, à la tête d'une nombreuse armée, sous le prétexte d'empêcher son frère

(1) Facio, Paradoxes de la peste, p. 135.

de s'en emparer, y mit tout à feu et à sang.
Il avait excité lui-même ses troupes au pillage
par tous les moyens qu'il avait pu imaginer.
Il détruisit et égorgea tout ce qu'il trouva à
détruire et à égorger. (L'auteur qui rapporte
ce fait observe que les conquêtes des barbares, qui alors se disputaient les lambeaux
de l'empire, sous le nom de Visigoths et de
Francs, étaient de vraies incursions de bri-
gands, et que ces peuples n'abandonnaient un
pays qu'après y avoir tout dévasté) (1). D'après
cette remarque, on ne doit point être étonné
de nous voir présenter comme cause des épidémies qui alors régnaient souvent, les guerres
que ces barbares se faisaient presque sans
relâche.

542.   *Constantinople et tout l'Orient.*

Sous Justinien. Guerres sanglantes au dehors, et même au dedans de l'empire, qui
était assailli de toutes parts par les Perses
en Orient, les Goths en Italie, les Vandales
en Afrique, les Huns en Thrace. Calamités

(1) Hist. de France par Châlons, pour M. de Harlay,
t. 1, p. 26. Le Voyageur français, t. xxxi, p. 268 et
269.

extrêmes par suite de ces guerres , particulièrement à Constantinople. Intempéries , et sur-
tout chaleurs telles , que Bélisaire fut obligé
d'abandonner la Mésopotamie.

(On a remarqué que la prétendue contagion
se répandait également dans toutes les saisons,
qu'elle durait peu dans chaque endroit , que
les rechutes étaient fréquentes, qu'enfin les maladies épidémiques régnèrent pendant 52 ans.
En substituant le mot maladie au mot contagion, on trouvera la remarque juste, et on
pourra faire cette autre remarque, que les ravages de l'épidémie étaient relatifs seulement aux
autres effets de la guerre. Les succès de la
guerre variaient ; elle se faisait avec plus de
fureur dans un temps que dans un autre ;
elle cessait quelquefois entièrement dans
certains pays ; il en était de même des maladies.)

543. *Lombardie , Gênes , France.*

Sous Bélisaire. Guerre contre les Goths
en Italie. Totila leur roi assiége et prend
Naples. Levées de troupes en France contre
Justinien. Guerre portée en Espagne.

546. *Allemagne.*

Sous Justinien. Epuisement des peuples

par suite des guerres précédentes et de la
guerre actuelle contre les Goths, les Francs
et les Perses. Les peuples accablés d'impôts
se soulèvent.

549.   *Midi de la France.*

Sous Childebert. Longues guerres contre
les Visigoths ; et cette même année, nouvelles
levées.

564.   *L'Italie, la France.*

Ravages des Huns ou Abares en France.
Sigebert les chasse et les poursuit en Allemagne. Autre guerre entre le même Sigebert,
Chilpéric et Théodebert. Les peuples accablés
d'impôts au point d'être obligés d'abandonner
leurs possessions. En Italie, mêmes fléaux,
mêmes causes sous Justinien et Narsès.

571.   *Auvergne.*

Guerres civiles dans le midi de la France
et ailleurs. Rassemblement de troupes en 570
dans l'Auvergne pour une expédition en Provence, expédition fort malheureuse sur-tout
pour les Auvergnats.

579.   *France.*

Sous Frédegonde et Brunehaut. « Il ne peut
se dire combien de mal souffrit la France,

s'écrie Jean de Serres. » Des inondations extraordinaires, des intempéries se joignirent aux calamités qu'entraînent toujours les dissensions civiles, sur-tout lorsque la guerre éclate avec fureur (1).

582. *Touraine, Paris.*

Peste presque permanente, éclatant tantôt dans un pays, tantôt dans un autre, suivant les causes évidentes qui s'y présentaient, telles que les guerres civiles et étrangères avec toutes leurs horreurs ; c'était encore le temps des reines Brunehaut et Frédegonde. Culture des terres négligée, marais nombreux, exactions insupportables, etc. Cette même année, guerre sanglante en Bretagne ; la Touraine était trop voisine pour ne pas s'en ressentir, ne fût-ce que par le passage et le séjour des troupes qui purent y occasioner de l'encombrement, en même temps que d'autres calamités (2). « Les provinces souffraient horriblement de la cruelle discorde des rois ; les troupes qui marchaient de tous côtés, ravageaient, brûlaient et tuaient tout. Il y avait

(1) Hist. de France, t. 1, p. 128 et 129. Papon.
(2) De Juigné, Dictionnaire hist., art. de Chilpéric.

une si furieuse licence, que les soldats se ruaient aussitôt sur leurs chefs, quand ils les voulaient retenir, que sur le peuple. »

583.   *Marseille.*

En 581, Childebert, roi de Metz, s'était ligué avec Chilpéric, roi de Soissons, contre Gontran, à qui il demandait la moitié de Marseille; le duc Gondulphe, lieutenant de Chilpéric, se rend maître de cette ville. En 582, Gondevalde, qui se disait faussement frère de Gontran, roi d'Orléans et de Bourgogne, s'y étant fait un grand nombre de partisans, dut lui attirer aussi quelques calamités.

586.   *Gaule Narbonnaise.*

Guerre dans ce pays et en Espagne, à l'occasion de Gondebaud, se disant fils de Clotaire.

588.   *Midi de la France, Lyon, Rome,*
589.   *d'autres parties de l'Italie, Mar-*
591.   *seille, Bretagne, Touraine, Vi-*
                 varais et Aragonais.

Dès l'année 587, guerre dans le midi de la France et dans l'Espagne contre les Goths. En 587, autre guerre dans l'Italie entre les Grecs, les Lombards et les Français. Cette même année, Childebert entre pour la troisième fois dans ce beau pays ; il est battu à plate couture par Antharis, roi des Lombards. Ces peuples tiennent Rome assiégée pendant un an; ils exercent toutes sortes de ravages dans les environs. Victoire remportée dans le midi de la France par les troupes de Récarède, roi des Visigoths , sur celles de Gontran; cette victoire est suivie de la prise de Carcassonne. En 590 , Gontran envoie une autre armée contre les Bretons, qui remportent la victoire dans une bataille rangée. Territoire de Nantes et plusieurs autres cantons de la Bretagne, de l'Anjou et du Maine , ravagés depuis 587 ; famine dans la même année ; Childebert envoie une nouvelle armée en Italie contre les Lombards ; de grands succès ne la préservent pas des chaleurs excessives, ni de la dysenterie, qui la réduisent à un pitoyable état , et l'obligent à se retirer. On dit que cette peste a parcouru toute la France; on en voit aisément la raison.

599. *Marseille et le reste de la Provence.*

Troubles occasionés dans ce pays par la reine Brunehaut, qui s'était réfugiée auprès de Thierry, roi d'Orléans et de Bourgogne.

Nouvelles levées, pluies continuelles toujours fort nuisibles aux troupes.

608.   *Rome et autres lieux de l'Italie.*

Ravages exercés par Arigiste duc de Béné- vent, d'abord dans le territoire de Naples, ensuite dans l'exarchat de Ravenne et le duché de Rome.

615.   *Rome.*

Troubles dans les environs de cette ville, particulièrement dans l'exarchat de Ravenne, tremblements de terre, stérilité presque géné- rale, famine extrême ; maladies parmi les pauvres d'abord, ensuite parmi les riches.

618.   *Allemagne.*

Soulèvement, un peu avant cette époque, dans les pays situés au-delà du Mont-Jura. Les fauteurs de la rébellion punis par Clotaire, roi de France.

634.   *Syrie.*

Sous Héraclius, les Musulmans pénètrent dans cette contrée et y font de grands ravages; siége de plusieurs villes ; troubles dans le reste de l'empire ; guerre contre les Perses.

680.   *Italie, Rome particulièrement.*

Pluies continuelles, orages effroyables,

vents impétueux. Romoald Ier, duc de Bénévent, attira sur çe pays beaucoup de calamités par les guerres qu'il fit à l'empereur d'Orient (1).

686. *Sussex.*

Famine, dévastation exercée par les Saxons qui avaient fait nouvellement la conquête de ce pays, sous leur roi Cédovalla (2).

709. *Brescia.*

Ravages exercés en Italie par Ansprand, roi des Lombards. Suite des guerres pour la succession au trône de Lombardie.

717. *Constantinople et quelques provinces de l'Orient.*

En 715, révolte des troupes à Rhodes. De 713 à 717, troubles en d'autres parties de l'empire pour la succession du trône. Invasion des Bulgares qui viennent jusqu'aux portes de Constantinople. Guerre opiniâtre avec les Sarrasins; siége de Constantinople par mer et par terre. Hiver très-rigoureux; la terre couverte de neige pendant cent jours. Les fatigues de la guerre, le froid et la famine firent périr

(1) Art de vérifier les dates.
(2) Art de vérifier les dates.

une partie de l'armée des Sarrasins et une partie de celle des Romains. La famine fut telle que des hommes se mangèrent les uns les autres. La peste, qui ne s'est manifestée que dans les provinces qui ont le plus souffert de la guerre, a fait périr 300,000 hommes (1).

De 740 à 774. *Calabre, Sicile, Grèce, Constantinople, armée de Constantin, Copronyme, Pavie.*

En 740, les intempéries et la stérilité se joignirent aux autres fléaux. Continuation de la guerre dans les contrées qui viennent d'être désignées, depuis 717, et ensuite de 740 à 774, sur-tout en Lombardie, où Charlemagne s'est rendu et a détrôné Didier en 774, après le siége de Pavie qui a duré six ou huit mois et a été accompagné de famine (2). Autre guerre en Italie; les ducs de Spolette et de Bénévent la font au pape; Luitprand, roi des Lombards, et Charles Martel y prennent part. Troubles à Constantinople sous Léon l'Isaurien et Constantin Copronyme. Ces troubles remplacent les guerres étrangères, suspendues pendant quelque temps. Tremblements de terre; rassemblement de troupes contre les Musulmans

(1) Voyez Torbelis, Art de vérifier les dates.
(2) Loco cit., p. 135.

qui faisaient de fréquentes incursions en Asie, en Sicile, en Calabre, et contre les Bulgares qui en faisaient dans la Thrace même (1).

Les partisans de la contagion se plaignent du silence des historiens sur l'origine de cette peste; ils trouvent fort difficile d'y suppléer; mais les calamités du temps ne l'expliquent-elles pas suffisamment; ne dispensent-elles pas de recourir à la contagion pour cette peste comme pour toutes les autres (2)?

801.   *Italie, France et Allemagne.*

En 800, expédition en Italie sous Charlemagne; pluies extraordinaires, tremblements de terre; guerre opiniâtre et presque continuelle sous Charlemagne, depuis l'an 772, contre les Saxons, les Wilzes, peuples cantonnés sur l'Oder, les Abares, cantonnés dans la Pannonie. Autres guerres en Italie, en Espagne, bataille de Roncevaux (3).

812.   *Constantinople.*

Epuisement des peuples, agriculture négligée par suite des guerres, grands troubles, longs désastres en diverses parties de l'empire,

(1) Papon.

(2) Astruc.

(3) Art. de Charlemagne. Le P. Daniel, loco cit., de la page 406 à la page 472.

tributs imposés par les Musulmans. En 804, la Phrygie est ravagée; en 806, les Bulgares passent au fil de l'épée un corps de troupes romaines; en 811, nouveaux rassemblements de troupes contre les Bulgares, qui depuis long-temps ravageaient aussi la Thrace, et qui finissent par tailler en pièces l'armée, et par tuer l'empereur Nicephore lui-même. Continuation de la guerre contre les Bulgares en 812, et toujours avec désavantage. Comme cette guerre se faisait aux environs de Constantinople, cette ville a dû fortement s'en ressentir par la disette et par d'autres résultats.

826. *France.*

Rassemblements de troupes nombreuses sous Louis-le-Débonnaire contre Bernard, roi d'Italie. Dans les années précédentes, Louis de Germanie avait fait une invasion jusqu'en Champagne.

889. *Italie.*

Sous Bérenger, roi d'Italie, famine, guerre avec Arnould, roi de Germanie, et Gui de Spolette. Tous trois se disputaient et portaient le titre d'empereur. Peu auparavant, la guerre avait eu lieu avec l'empereur Charles-le-Gros et Louis IV (1).

(1) Papon.

927. *France et Allemagne.*

La guerre est portée dans la Bretagne par Guillaume Ier, duc de Normandie. Autre guerre entre les derniers princes de la 2e race, Charles-le-Simple et Hugues-le-Grand ; en Allemagne, guerre entre Henri-l'Oiseleur et quelques seigneurs qui s'étaient soulevés ; autre guerre avec les Hongrois, les Danois, les Slaves et les Bohémiens.

954. *Milan.*

Guerre en Italie entre Othon, roi de Germanie, et Beranger II, roi d'Italie, qui est détrôné en 952. Troupes laissées en Italie par Othon sous les ordres de Conrad, son gendre. Longs troubles dans cette contrée.

985. *Italie, Allemagne.*

Guerre et famine en Italie, ravages des Sarrasins ; l'armée d'Othon, ou Otton, taillée en pièces en 982, ensuite nouveaux rassemblements de troupes pour réparer cet échec. En Allemagne, guerre entre Henri, duc de Bavière, et les autres seigneurs allemands, appuyés du roi de France. Froid extrême dans ce pays pendant l'hiver précédent, poissons morts trouvés en tas au fond des lacs et des marais, quand les eaux se furent écoulées et évaporées, et dont il se dégagea des miasmes qui infectèrent l'atmosphère. Presque tous ceux qui respiraient cet air infect périssaient en très-peu de temps (1).

1006 et 1007.	*France, Venise en 1006, et d'autres points de l'Italie en 1007, particulièrement Rome, Bologne et Modène.*

« La sixième année de ce siècle, dit Mézerai, commença cette horrible famine qui dépeupla la France de près d'un tiers de ses habitants et dura quatre ou cinq ans. » En 1004, l'empereur Henri second passe en Italie pour combattre Ardouin, marquis d'Ivrée, qui s'était fait couronner roi d'Italie; il le chasse : celui-ci revient, recouvre son royaume pour le perdre encore. Les historiens ont remarqué que la peste de Venise a été précédée aussi par un froid excessif. L'histoire particulière de cette ville, par L...., t. Ier, p. 365, fait en outre mention de la famine.

1013.   *Papon ne dit pas où cette peste régna. L'Italie en fut sans doute encore atteinte, et Mézerai en fait mention comme ayant régné en France en 1010.*

Nouvelle guerre en Italie en 1013, entre

(1) Papon, Facio, loco cit., p. 125.

l'empereur Henri et Ardouin. D'après ce qu'on dit de ses symptômes, c'était sans doute une dysenterie.

1016.   *Plusieurs contrées de l'Europe, particulièrement l'Italie.*

Dans cette contrée, calamités suites nécessaires des guerres entre Otton et Ardouin. Rassemblements de troupes pour la guerre entre l'empereur Henri II et les Polonais : cette guerre avait éclaté en 1015. La France fut également en proie à une guerre qui fut très-désastreuse, et qui persista de 1012 à 1015, entre Otion ou Otte Guillaume et Robert, roi de France, pour le duché de Bourgogne.

1031.   *En plusieurs contrées.*

Orages violents, inondations, famine (1). « Il se trouva, dit Mézerai, plusieurs personnes qui déterraient les corps pour les manger, qui allaient à la chasse des petits enfants, qui se tenaient au coin des bois comme des bêtes carnassières, pour dévorer les passants. Il y eut même un homme, qui, possédé de la convoitise du gain, étala de la chair humaine dans la ville de Tournus ; mais il expia ce

____

(1) Papon.

détestable forfait dans les flammes. Cette extrême disette de blés procédait de pluies froides et continuelles qui détrempaient la terre et la refroidissaient de telle sorte, que les grains ne pouvaient germer, ou mouraient tout aussitôt qu'ils étaient germés. » Alors la famine et le désordre étaient donc au comble. Les peuples étaient d'ailleurs épuisés par de longues guerres.

1065. *Plusieurs contrées.*

Grande stérilité, famine (1). Rassemblements de troupes en France pour la conquête de l'Angleterre, par Guillaume-le-Conquérant et pour d'autres expéditions.

1089. *France.*

Grandes calamités dès l'année 1088. Guerre à outrance en Flandre, et levées considérables pour une guerre lointaine.

C'était ce qu'on a appelé feu sacré, feu saint Antoine. Suivant quelques auteurs, cette maladie avait beaucoup de ressemblance avec la fameuse peste d'Athènes. Comme cette dernière, elle avait sans doute d'autres causes qu'un dragon de feu que l'on dit avoir vu en l'air, et avoir lancé cette maladie sur la terre.

(1) Papon.

« *Anno* 1688, *tertio Kalendas septembris, visus est igneus draco volare per medium cœli, et ex ore suo flammas vomere; statimque subsecutus est pestilens ille morbus qui ignis sacer vocatur* (1). »

1098. *France, Allemagne, Antioche.*

France. Théâtre de mille violences. Les seigneurs avaient tous des châteaux d'où ils couraient les grands chemins et les rivières, pillaient tous les gens sans défense. On ne pouvait plus voyager qu'en caravane. Le roi lui-même n'eût osé aller de Paris à Etampes sans une grosse escorte (2).

En Allemagne et en Italie, troubles et armemens par rapport aux différends qui s'étaient élevés entre les papes et l'empereur Henri IV. Guerre opiniâtre entre cet empereur et les saxons soutenus de beaucoup d'autres mécontens.

Antioche. Les Croisés, assiégés dans cette ville, y éprouvaient une grande famine. Des pluies continuelles pourrirent les tentes et rendirent le terrain impraticable. Armemens considérables dans presque toute la chrétienté et sur-tout en France pour une croisade (3).

(1) Jacob Meyer, lib. III, Annal. Flandr.
(2) Mézerai, t. IV, p. 418.
(3) Papon.

1103. *Angleterre.*

Guerre entre Henri Ier et Robert, duc de Normandie, son frère.

1119. *Italie.*

Des guerres sanglantes, des alternatives d'un froid rigoureux et de chaleurs excessives, des tremblements de terre extraordinaires précédèrent cette peste (1). Vers cette époque, troupes nombreuses dans cette contrée sous l'empereur Henri V.

1125. *Allemagne.*

Froid excessif, poissons morts dans l'eau, qui produisirent des exhalaisons méphytiques (2). Grands troubles dans ce pays, à l'occasion de l'élection de Lothaire II à l'empire.

1126. *Europe.*

Guerre et famine (3).

1135. *Milanais.*

Chaleurs excessives, guerre en Italie entre l'empereur Lothaire II et Conrad, duc de Franconie (4).

(1) Papon.   (3) Papon.
(2) Papon.   (4) Papon.

1167. *Italie.*

Dans l'armée de Frédéric Barberousse , par suite des causes évidentes connues (1).

1193.

Dans l'armée de l'empereur Henri VI, occupée au siége de Naples (2).

1218.

Armée des croisés devant Damiette , sous le règne du sultan Seïfeddin ou Saphadin (3).

1223 à 1227. *Bologne , Rome.*

Guerre des Guelfes et des Gibelins. (4).

1231. *Rome.*

Au fléau de la guerre se sont jointes des inondations extraordinaires causées par le débordement du Tibre (5).

1234. *Angleterre , Italie.*

Froid excessif, troubles en Angleterre sous Henri III, continuation de la guerre des Guelfes et des Gibelins.

1243.

Armée de saint Louis du côté de Blaye, lorsqu'il poursuivait l'armée de Henri III, roi d'Angleterre (6).

(1) Papon.	(4) Papon.
(2) Papon.	(5) Papon.
(3) Papon.	(6) Papon.

1247.   *France.*

Guerre entre la France et l'Italie. Le duc de Bourgogne et plusieurs seigneurs français se liguent contre le pape. Levées pour la première croisade de saint Louis.

1254.   *Milanais.*

Troupes nombreuses dans ce pays, de 1250 à 1254, sous l'empereur Conrad IV ; intempéries. En Allemagne, dit Facio, on crut que la mer voulait se dessécher (1).

1270.

Armée de saint Louis devant Tunis ; chaleurs excessives, disette d'eau, impureté de l'air des vaisseaux, fatigues extrêmes : c'était une dysenterie (2).

1288.   *Italie.*

Dans plusieurs cantons de cette contrée, entre autres la Romagne, les peuples sont épuisés par de longues guerres.

1301.   *Italie, Plaisance particulièrement.*

Continuation de la guerre des Guelfes et des Gibelins.

1310.   *Plaisance.*

Guerre occasionée par la révolte des prin-

____

(1) Paradoxes sur la peste, p. 14.
(2) Papon.

cipales villes de Lombardie contre l'empereur Henri VII.; guerre des Guelfes et des Gibelins.

1311. *Trévise, Padoue et Venise.*

En 1310, l'empereur Henri VII passe dans l'Italie, déjà en proie aux factions des Guelfes et des Gibelins, pour soumettre la Lombardie.

1316. *Italie, Bourgogne, une partie de l'Europe septentrionale.*

Italie. En 1313, guerre contre Robert, roi de Naples, continuation des troubles pendant quelque temps. En 1315, Mathieu Visconti prend par force ou par adresse les villes de Pavie, Plaisance et autres ; guerre contre les Florentins par l'empereur Henri VII.

France et quelques parties de l'Europe septentrionale. En 1314, révolte en plusieurs provinces de France ; en 1315, pluies continuelles pendant quatre mois consécutifs ; les blés pourrirent sur pied ; les vignes coulèrent ; famine extrême ; les pauvres, exténués de besoin, tombaient dans les rues. Si on en croit Velli, l'avarice des boulangers augmenta le mal ; pour rendre le pain plus pesant, ils y mêlèrent de la lie de vin, des excréments et autres matières impures. En même temps tous les peuples se révoltent. Le roi Louis X manque d'argent ; cependant il rassemble une nombreuse armée qui eut beaucoup à souffrir des pluies, des boues et de la famine. Mêmes calamités pour l'armée des Flamands en guerre avec Louis X ; les peuples accablés d'impôts.

1335.　　*Toute l'Europe.*

Guerre en Italie sous l'empereur Henri VII, guerre civile en France; autres guerres avec les Anglais ; quantité incroyable de sauterelles qui, cette même année, couvrirent la terre, en dévorèrent les productions, produisirent ainsi la disette, et, après leur mort, infectèrent l'atmosphère (1).

1340.　　*Toscane.*

Auparavant, guerre entre les Florentins et les Lucquois ; la ville de Pistoie est assiégée plusieurs fois.

1342.　　*France.*

En 1340 et 1341, guerre opiniâtre en Flandre contre les Flamands et le roi d'Angleterre. Depuis 1341, guerre entre le duc de Normandie, le comte de Blois et le comte de Montfort pour la possession de la Bretagne. Philippe de Valois donne une armée nombreuse au duc de Normandie.

1346.　　*Asie.*

Guerre dans cette région entre Jean Paléo-

(1) Papon.

logue et Jean Cantacuzène. Plusieurs villes prises, misère extrême dans tout l'empire, ravage des Turcs, ligue contre eux entre les Vénitiens, le roi de Chypre, les chevaliers de Saint-Jean et le pape. En 1344, prise de Smyrne, troubles en Egypte depuis 1341; il y eut six sultans de déposés par suite de leur mauvaise conduite. Révoltes continuelles également en Perse, contre les successeurs d'Abousaïd ou Abuzaid, depuis 1335; ces troubles ont même duré jusqu'en 1360, où Tamerlan se rendit seul maître de cet empire.

1347.   *Marseille, Sicile.*

Troubles sous Jeanne Ire, reine de Naples et comtesse de Provence, menacée par le roi de Hongrie qui veut la chasser de Naples. Guerre en Guyenne avec les Anglais qui font des ravages de tous côtés; famine, exactions de toutes sortes sur les peuples, intempéries, chauds et humides, vents extraordinaires.

1348.   *Presque toutes les parties du monde connu, Rome particulièrement où elle dura trois ans, et Naples où elle dura deux ans* (1).

Tremblements de terre pendant quinze

(1) Boeccace Vellain.

jours, villes florissantes renversées, toute la surface de l'Europe ébranlée, guerre opiniâtre en Italie, sous Louis de Hongrie ; Rome et Naples y prennent une grande part. Commerce interrompu, guerres sanglantes en France, en Dalmatie, en Espagne, en Angleterre, en Allemagne et en Pologne ; villes assiégées pendant long-temps ; famine, intempéries ; ensuite « une prétendue contagion générale, dit un historien, parcourt l'univers connu : à peine dans quelques endroits restait-il la vingtième partie des habitants (1). »

C'est la peste que dans l'Encyclopédie on met en 1346, et que l'on a dit venir du Cathay, la Chine, par une vapeur de feu horriblement puante pour se répandre dans le reste de l'univers et y régner pendant long-temps (2).

Maintenant, en général, on met cette vapeur de feu au nombre des fables ; mais on croit encore à la contagion de cette peste : pour nous, nous ne voyons, ici comme ailleurs, aucune autre cause que les calamités auxquelles les peuples étaient depuis long-temps

(1) Velli, t. iv, p. 532.

(2) Astruc, Dis. sur l'orig. de la peste. Guy de Chaulive, Grande Chir., trait. ii, doct. ii, chap. v. Mézerai.

en proie, par suite des guerres d'extermination et d'intempéries.

1359. *Venise.*

A la suite d'une guerre opiniâtre et presque toujours malheureuse avec le roi de
Hongrie et avec les Génois, siége de plusieurs
places, peste de la Dalmatie.

1360. *Angleterre, Allemagne.*

Sous Edouard III, guerre opiniâtre contre
les Écossais ; flotte de onze cents vaisseaux et
près de cent mille combattants rassemblés
contre la France.

En Allemagne, l'autorité de l'empereur
Charles IV est mal assurée ; on lui avait d'a-
bord opposé quatre compétiteurs ; troupes
nombreuses sur pied ; grands et fréquents
tremblements de terre.

1361. *Parme, Milan, la Provence et autres
points de la France.*

En Italie, brigandages continuels de la
part des troupes de Galéas II, duc de Milan,
qui ne les payait pas ; ligue puissante formée
contre lui et son frère par les Florentins, les
marquis d'Est, de Mantoue et de Montferrat.

En Provence, troubles sous Jeanne Iere.

Dans le reste de la France, guerres conti-

nuelles avec les Anglais ; toutes sortes de calamités pèsent sur cette contrée ; une infinité
de familles quittèrent la France pour se soustraire aux vexations exercées sur le peuple. Les
habitants des campagnes éprouvent toutes
sortes de violences de la part de la noblesse et
des gens de guerre ; ces malheureux, battus,
pillés, poursuivis comme des bêtes féroces, s'é-
taient attroupés en 1358 pour se venger, et
ils commirent à leur tour les plus grands
excès. Les Anglais sont introduits dans Paris ;
blocus de cette ville, désordre, massacres,
pillage presque par-tout.

On voit que depuis long-temps les guerres
les plus désastreuses se succèdent rapidement ;
il doit en être de même des épidémies ; c'est
ce qu'on observe effectivement. Les maladies
les plus graves devaient trouver sans cesse de
nouveaux aliments dans ces calamités. Il faut
ajouter aux maux les plus ordinaires de la
guerre, l'existence des marais, qui alors
étaient plus nombreux qu'aujourd'hui, et l'a-
bandon presque général de l'agriculture.

1373. *Venise.*

Armée des Vénitiens qui occupait un terrain marécageux dans une guerre contre le
roi de Hongrie et les Padouans. Les marais

ayant été desséchés entièrement par les chaleurs , la peste cessa.

1374. *Toscane , Provence , Languedoc.*

En Toscane, à la suite de la guerre avec
l'empereur Charles IV, et de pluies continuelles.

En Provence. Il y a probablement eu dans
cette province un rassemblement de troupes
pour s'opposer aux entreprises de Louis-le-
Grand, roi de Hongrie , qui se concertait
avec Charles V, roi de France, pour la re-
vendiquer contre Jeanne Iere.

En Languedoc. Ce pays faisait partie du
théâtre de la guerre avec les Anglais. Ceux-
ci, étant poursuivis par Duguesclin, de Troyes
à Bordeaux, ont dû passer par le Languedoc
et y causer beaucoup de dégâts ; eux-mêmes
ont été réduits de trente mille à six mille.

1377. *Venise et Génes.*

Guerre opiniâtre et très-désastreuse entre
ces deux républiques.

1380. *Allemagne.*

Sous l'empereur Wenceslas qui fut débauché, cruel, qui exerça de grandes vexations sur le peuple ; ligue contre lui ; tempêtes extraordinaires (1).

____

(1) Papon.

1381 *et* 1383.   *Bologne et Florence.*

Troubles dès l'année 1375; ligue entre les Florentins, les Napolitains, le duc de Milan, les Lucquois et les Siermois pour s'opposer aux entreprises du légat de Bologne qui voulait empiéter sur le territoire des Florentins.

1386.   *France, particulièrement Montpellier et quelques autres lieux.*

Guerre dans le cœur de la France avec les Anglais, venus jusqu'aux portes de Paris au nombre de cent mille hommes; cette armée ravageait tout. Montpellier appartenait alors à D. Joyne II, roi de Majorque, qui a dû l'accabler de levées pour soutenir la guerre qu'il avait avec le roi d'Aragon (1).

1390.   *Gènes et Provence.*

Gènes. Longue guerre avec les Vénitiens, soulèvements frequents, depuis 1384, contre le doge.

Provence. Troubles sous Louis II, roi de Naples, qui en était comte; expédition de ce prince contre le royaume de Naples.

Un historien moderne (2) dit à l'occasion de cette épidémie, qu'il était impossible que la peste fût dans l'une de ces contrées sans

(1) Astruc, Mézerai, Gui de Chauliac.
(2) Papon.

passer bientôt dans l'autre. Ce qui a été exposé fait voir quelles en ont été les causes dans les différents pays.

1391. *Allemagne.*

Sous l'empereur Wenceslas ou Wenceslaus, continuation des vexations de ce prince ; soulèvement des peuples contre lui ; d'ailleurs grandes pluies, inondations et famine dans la Thuringe et dans plusieurs autres endroits de l'Allemagne (1).

1399. *Lombardie.*

Longues guerres entre Jean Galéas Visconti et ses voisins. De 1397 à 1398, il perd deux batailles ; ensuite, nouvelles levées qui occasionèrent sans doute une surcharge d'impôts, conjointement avec le paiement de Pise, que ce prince avait acheté de Gérard d'Oppiano.

1400. *Florence et plusieurs autres villes d'Italie.*

Guerre entre le duc de Ferrare et les Florentins.

En trouvant toujours des causes aussi puissantes, on a lieu d'être surpris de la remarque d'un historien, Papon, qui, à l'occasion de cette épidémie, attribue le retour fréquent de

(1) Papon.

la peste à la contagion introduite par le défaut de police ; on doit l'être d'autant plus que cet auteur veut parler de réglements subversifs.

1407.   *Angleterre.*

Beaucoup de troubles dans cette île, sous Henri IV, depuis 1400. Guerre avec les Écossais, les Gallois, les comtes de Northumberland et de la Marche.

1415.   *Espagne, armée anglaise en Nor-*
mandie.

Papon dit qu'elle a été apportée de l'Italie par des hardes, des marchandises, ou des personnes pestiférées (1); mais on ne parle pas de la manière dont elle est venue dans cette contrée ; et Papon lui-même observe, dans un autre endroit de son ouvrage, que souvent la peste a eu lieu en Europe dans un temps où il n'y avait aucune communication entre cette partie du monde et l'Orient. On va juger de ce qui a pu la faire naître en Espagne. La guerre y régnait entre Ferdinand, roi d'Aragon, et le comte d'Urgel, qui s'était révolté contre lui en 1413 ; en outre, guerre continuelle avec les Maures ; dans cette guerre, plusieurs villes soutiennent de longs siéges.

(1) Papon, de la Peste, à l'introduction.

Armée anglaise en Normandie.

Disette et fatigues (1).

1418. *Paris.*

Massacres dans cette ville, et autres calamités occasionées par la guerre civile qui régnait depuis plusieurs années ; de plus, guerre
avec les Anglais ; 8000 personnes périrent en
trois mois.

1427. *Bologne.*

Suites des guerres presque continuelles en
Italie.

1428. *Rome.*

Même cause, et, de plus, chaleurs excessives
après un hiver fort doux (2).

1436. *Portugal.*

Expédition très-malheureuse contre Tan-
ger.

De 1437   *France, Angleterre, Italie,*
à 1439.   *Bâle.*

France sous Charles VII.

Les Anglais chassés de Paris, ravages de
tous côtés, terres en friche, horrible famine,
désordre, oubli de toutes les mesures de sa-

(1) Mézerai.
(2) Papon.

lubrité, tableau affreux de la France par Jean de Serres.

Angleterre. Les Anglais étaient épuisés par les efforts mêmes qu'ils faisaient pour ravager la France ; revers et pertes successives qu'ils éprouvent, famine comme en France.

Italie. Continuation de la guerre par Alphonse, roi d'Aragon, pour la conquête du royaume de Naples sur René d'Anjou. Autre guerre entre Philippe-Marie, duc de Milan, et les Vénitiens ; famine, marais desséchés.

Bâle. Guerre et famine également (1).

1448.   *Une grande partie de l'Europe,*
1450.   *particulièrement le Milanais et*
           Paris.

Le Milanais était depuis long-temps le théâtre de guerres sanglantes, lorsqu'en 1445 il s'en éleva une nouvelle entre le duc Philippe-Marie, le pape et le roi de Naples d'une part, et François Sforce et les Vénitiens d'une autre. Cette guerre dura jusqu'en 1447. Elle était à peine terminée qu'il en survint une nouvelle, qui a été de même très-opiniâtre, entre les Milanais, qui avaient adopté le gouvernement républicain, et les Vénitiens.

(1) Papon.

En France, reprise des hostilités contre les Anglais, qui ont rompu une trève conclue avec elle ; désespoir produit par les idées naissantes de la contagion (1).

En Allemagne, guerre entre Frédéric II, électeur de Saxe, et son frère Guillaume. Troubles en Bohême et dans le reste de l'Allemagne. En Angleterre , agitation des esprits, rassemblements de troupes pour soutenir les prétentions que l'on avait sur la France.

Malgré l'existence de tant de causes évidentes, suivant Fernel, entre autres, cette peste n'eut aucune cause connue ; mais cet auteur célèbre n'en reconnaît pas non plus pour les épidémies qui ont eu lieu du temps de Marc-Antoine , où une grande partie de l'univers était en agitation et en armes.

1456.   *Italie ; Venise particulièrement.*

Pluies et ouragans extraordinaires (2), guerre entre François Sforce, duc de Milan, et les Vénitiens, de 1452 à 1454, et depuis long-temps avec Alphonse, roi d'Aragon ; autres guerres encore auparavant qui ont dû amener de grandes calamités.

(1) Quercetan.
(2) Papon.

1460.   *Allemagne , en beaucoup de lieux
de cette vaste contrée.*

Guerre entre Louis de Bavière, l'empereur Frédéric III et Albert de Brandebourg. Siége de Donavert, tremblements de terre.

1466.   *Paris.*

Vents du midi qui avaient régné pendant long-temps , guerre civile depuis 1463, siége de Paris, qui a duré trois mois, troupes nombreuses sur pied. La France était déjà épuisée par les guerres précédentes , sous Charles VII (1).

1473 *et* 1475.   *Italie.*

Famine (2) , tyrannie de Galéas-Marie Sforce , duc de Milan, débauché et cruel ; troubles en Savoie.

1476.   *Italie, Rome particulièrement, Marseille.*

En Italie , longues pluies , tempêtes et inondations , invasion des Turcs (3). Pendant un an ils mettent tout à feu et à sang. Levées d'hommes et d'argent contre ces peuples dans les états romains par Sixte V.

(1) Mézerai.
(2) Papon. (3) Papon.

Quant à Marseille, les comtes de Provence avaient eu de longues guerres à soutenir.

1478. *Italie, Florence particulièrement.*

Guerre en Toscane cette même année. Ligue du pape avec Ferdinand, roi de Naples , et le duc d'Urbin, contre les Florentins, soutenus de Louis XI, roi de France, des Milanais, des Vénitiens, du duc de Ferrare et du seigneur de Rimini. Nuées de sauterelles, que devait attirer de temps en temps, suivant un historien (1), un pays peu cultivé après tant de dévastations, et où des matières putréfiées et des eaux stagnantes couvraient la moitié du sol. L'année précédente les chaleurs avaient été excessives ; on assure que des fleuves ont été desséchés.

1480. *Rhodes.*

Siége de cette ville par l'armée turque qui était de cent mille hommes, outre une flotte de cent soixante vaisseaux. Cette armée dut, dit-on, porter avec soi la peste dans l'île, puisque c'est de là qu'elle fut apportée la même année en France (2).

Par ce qui vient d'être dit, on reconnaît sans doute assez la vraie cause de l'épidémie de

(1) Papon.
(2) Astruc.

Rhodes ; quant à celle de France, on sait de même combien les peuples ont eu à souffrir dans ce même temps, sous Louis XI, par des guerres continuelles intestines et étrangères ; alors on en soutenait une contre l'empereur Maximilien.

1485.   *Italie, Milan particulièrement.*

De 1480 à 1483, ligue de Laurent de Médicis avec le roi de Naples, contre le duc de Lorraine, venu en Italie pour disputer le royaume de Naples à Ferdinand. En 1482, ligue de Jean-Galéas-Marie Sforce avec le roi de Naples et les Florentins contre les Vénitiens. En 1484, conjuration contre lui. Dans la même année, les Vénitiens sont contraints de rendre l'île de Céphalonie aux Turcs (1).

1486.   *Angleterre.*

En 1483, conjuration contre Richard III ; en 1485, guerre civile ; Henri, comte de Richemont, passe en Angleterre avec un secours d'hommes et d'argent qu'il avait reçu de Charles VIII, roi de France ; il gagne une bataille sur Richard, qui y est tué, et dont ensuite il occupe le trône ; en 1486, nouveaux troubles sous Henri VII.

(1) Papon.

1495.   *Naples.*

Conquête de ce royaume par Charles VIII. La contagion et la famine, dit Papon, entrèrent à Naples avec l'armée française. Pourquoi placer encore ici la contagion? N'est-ce pas assez de la guerre et de la famine?

1499.   *Armée des Florentins campée devant*
           Pise entre la mer et la ville; eaux
           stagnantes, marais (1).

1500.   *Italie.*

De 1494 à 1496, troupes françaises dans ce pays pour la conquête du royaume de Naples. De 1499 à 1500, autre expédition sous Louis VII, pour la conquête du Milanais. Les calamités de la guerre ont été accompagnées d'intempéries, puisque les historiens parlent d'inondations (2).

1502 et   *Provence, et sur-tout à Aix et à*
1504   *Marseille.*

Expédition malheureuse de Louis XII dans le royaume de Naples et autres points de l'Italie, de 1501 à 1503. La Provence était trop voisine de l'Italie pour ne pas se ressentir des désastres de l'armée française.

(1) Facio, Parodoxe, p. 123.
(2) Papon.

1509. *La Carniole.*

Levées, séjour et passage de troupes nombreuses dans ce pays, sous l'empereur Maximilien Ier, qui allait faire la guerre aux Vénitiens, conjointement avec le roi de France et le pape.

1515. *Allemagne.*

L'empereur Maximilien Ier avait eu des guerres presque continuelles et très‑désastreuses depuis 1498; ces guerres eurent lieu d'abord contre la Bourgogne, et ensuite contre les Suisses qui battent ses troupes en huit combats différents, et contre les Vénitiens, les Français et plusieurs princes allemands.

1522. *Une grande partie de l'Italie, Rome particulièrement.*

Cette contrée a été le premier théâtre de la guere entre l'empereur Charles V et François Ier; cette guerre commença en 1521, et, en 1522, les Français perdent la bataille de Bicoque et le Milanais.

1525. *Milanais, Gênes.*

C'est précisément l'année de la bataille de Pavie, où François Ier fut fait prisonnier. Dégâts, encombrements, etc.; grand nombre de cadavres laissés sans sépulture et tombés en putréfaction sur les bords du Pô et du Tessin (1). Intempéries, constitution australe. Les médecins de cette époque ne tenant aucun compte de toutes ces causes, attribuèrent, suivant Guichardin, l'épidémie qui régna dans Milan, et qui fit périr 50,000 ames, à quatre lambeaux qu'on avait apportés de Biagrasse dans cette ville (2).

De 1527 *à* 1529.   *Italie (particulièrement Rome, Naples et Venise), Angleterre, Hongrie, Portugal, Hollande, Allemagne.*

Italie. Guerre depuis plusieurs années, notamment depuis 1526, entre le pape, le roi de France, les Vénitiens et les Espagnols pour le duché de Milan. Beaucoup de dégâts, siége et pillage de plusieurs villes, et entre autres de Rome, qui a été pillée et ravagée pendant sept jours par les troupes impériales. « La peste sembla, dit Papon, joindre ses fureurs aux ravages que faisait l'armée du connétable de Bourbon. » A la même époque, expédition dans le royaume de Naples, faite par Lautrec à la tête de l'armée de la

(1) Papon.
(2) Facio, Paradoxes, p. 103 et 202.

ligue formée contre l'empereur Charles-Quint, entre le pape, les Vénitiens, le roi d'Angleterre, les Suisses, les Florentins et François Ier. Siége de Naples, famine dans cette ville et dans le Pays de Venise, armée sans vivres et sans argent. Chaleurs excessives par - tout pendant cinq ans. En Hollande, inondations (1).

Angleterre. Sous Henri VIII, troubles, rassemblements de troupes pour soutenir la ligue.

Allemagne. Longs troubles à l'occasion de l'hérésie de Luther ; guerre dite des paysans, combat, siége et prise de Wuisperg et de plusieurs autres villes.

Hongrie. En 1529, ce royaume venait d'être ravagé par les Turcs qui avaient mis tout à feu et à sang; plus de 200,000 hommes avaient été égorgés ou emmenés en esclavage. La famine avait succédé à tant de désastres, et le choix d'un roi avait déjà occasioné de nouveaux troubles, lorsqu'une armée d'Autrichiens, de Bohémiens ou d'Allemands, pénétra dans cette contrée pour s'y livrer à des excès qui n'ont pu être égalés que par celle de Soliman, qui y revint pour en chasser les Autrichiens,

(1) Laurent Échard, Rapin - Thoiras, Bergati, Papon.

sous le prétexte de conserver la couronne à
Jean de Zopola, élu roi en 1526. Tout fut
massacré à la prise de plusieurs villes, soldats,
bourgeois, prêtres, vieillards, femmes et enfants. Les Turcs allèrent jusqu'à Vienne. Soliman, obligé de lever le siége de cette ville,
ordonne à ses soldats de piller les bourgades
et de ravager les campagnes ; à toutes ces calamités se joignit le déréglement des saisons.
Rien ne venait à maturité, quantité d'insectes
mangeaient les germes et les feuilles, d'où s'en-
suivit une famine extrême. Montan rapporte
que d'après de telles intempéries, plusieurs
médecins prédirent la peste (1).

1531. *Portugal.*

Les Portugais éprouvent de grands revers
en Afrique, où les chaleurs propres au climat
s'élevant à un degré extraordinaire, ajoutent
à tous les autres maux d'une guerre lointaine.

1540. *Pologne.*

Après de longues guerres avec les Russes,
les chevaliers teutons et les Valaques.

1544. *Angleterre, Allemagne et Flandre.*

En 1543, levées en Angleterre contre l'É-

____

(1) Fracastor, Facio, Mézeray.

cosse; en 1544, guerre avec ce royaume et avec la France.

Allemagne et Flandre. En 1542, continuation de la guerre en Italie, autre guerre contre le duc de Clèves. En 1543, guerre en Flandre, siége de Landrecies et de plusieurs autres places. En 1544, armée impériale nombreuse, la plus belle qu'on ait encore vue dans les Pays-Bas. Bataille de Cerisolles perdue pour les Impériaux.

1546.   *Plusieurs lieux de la Provence,*
Harlem.

Un faux zèle occasione en Provence des scènes horribles. Une soldatesque effrénée y livre aux flammes plus de vingt villages. Les habitants qui échappent à la fureur des soldats sont réduits à se cacher au milieu des bois et des rochers. Papon, cet auteur de l'histoire des pestes la plus complète que nous ayons, et historiographe de ce pays, qui dit que cette peste fut très-violente, ne parle nullement de ces circonstances, comme il fait presque toujours à l'égard de celles qui ont accompagné les autres pestes. Il ne dit pas non plus que Barberousse, avec son armée, est venu hiverner dans cette contrée, après avoir abandonné le siége de Nice. Il est permis de croire que ce chef fameux ne voulant pas trop diviser ses troupes dans un pays peu éloigné du territoire ennemi, les aura exposées à l'encombrement.

Harlem. Guerre dans les Pays-Bas.

1550. *Milan.*

Suite des longues guerres dont l'Italie venait d'être le théâtre.

1554. *Transilvanie.*

Vexations exercées par Ferdinand d'Autriche sur ce pays depuis plusieurs années. En 1552, Soliman y était venu à la tête d'une armée, sous le prétexte d'y soutenir l'autorité de Jean Sigismond Zapolski. Établissement d'une contribution annuelle en faveur des Turcs.

1563. *Havre-de-Grâce.*

Siége de cette ville par les troupes de Charles IX contre les Anglais; cadavres laissés dans les rues (1).

1564. *Lyonnais, Savoie, Suisse, Grisons.*

Sous Charles IX, depuis long-temps la France était ravagée et épuisee par des guerres

____

(1) De Thou.

intestines et étrangères. Lyon était une des villes dont les protestants s'étaient emparés. Cette même année, différends entre les Bernois et Emmanuel-Philibert de Savoie.

1566.   *Hongrie, Vienne, Flandre.*

Guerre entre Maximilien II et Soliman II, la fameuse peste de Hongrie, *morbus hungarcus, lues hungarica, lues pannonica* (1). Soliman II, ayant fait une invasion dans ce royaume avec une armée formidable, exerça toutes sortes de ravages avant que Maximilien II, empereur d'Allemagne, eût pu lui opposer des forces suffisantes (2). Il fallut que cet empereur assemblât les états d'Allemagne pour en obtenir des secours. Les troupes de ces divers états, rassemblées en Hongrie, ont dû contribuer au développement de la maladie, qui a sur-tout étendu ses effets parmi les soldats. Sarconne, qui parle de cette peste, l'attribue aussi à la misère et à la malpropreté (3).

Vienne en Autriche fut une des villes qui en ont le plus souffert; c'est aussi une de celles où il y a eu le plus d'encombrement. Tel est

____

(1) Sennert, Tract. de Febr., lib. iv, cap. xiv.
(2) Hug. Gourraigne, Tract. de Febr., p. 395.
(3) Sarc., Hist. de l'épidémie de Naples.

à cet égard le langage de Sennert : *Maximè tamen afflixit Viennam Austriæ, cum per illam ferè omnes milités transirent, et recolligendarum virium cáusá ibi hærerent* (1). Ce langage est positif.

Les soldats avaient beaucoup souffert des fatigues, des intempéries et de l'usage de mauvais aliments; aussi quelques-uns l'ont-ils appelée *febris castrensis et militaris, quod in castris exorta sit* (2).

Cette maladie n'était pas nouvelle : Langius dit qu'elle fit périr plus de soldats dans quelques-unes des armées romaines que le fer de l'ennemi : *Ut ferè plures eo morbo quàm hostis gladio perierint* (3). L'histoire est remplie de pareils exemples.

Cette peste a exercé la plume d'un grand nombre de médecins, qui l'ont cependant considérée comme tout-à-fait nouvelle, et qui, méconnaissant sa véritable cause et sa véritable nature, ont perdu beaucoup de temps à des discussions oiseuses. On a demandé si elle était venue de l'Orient par Constantinople, ou si elle avait pris sa source dans

(1) Gourraigne, Tract. de Febr. p. 395 et 396.
(2) Id., ibid.
(3) Lang., lib. epist. iv.

la Hongrie elle-même ; ce qui a donné à Hugon Gourraigne occasion de dire : *Quid vetat morbum illum in ipsâ Hungariâ primum ortum habuisse* (1)?

Suivant Sennert et d'autres médecins qui ont pratiqué la médecine dans la Hongrie, l'air de ce pays est tantôt extrêmement épais et chargé de brouillards, et tantôt très-léger et très-chaud ; les marais y sont très-nombreux et les inondations très-fréquentes. Ces inondations laissent après elles un limon impur, d'où la chaleur fait exhaler des miasmes très-fétides. On a remarqué aussi que les ordures inévitables des camps avaient dû ajouter beaucoup à toutes les autres causes d'insalubrité.

D'ailleurs les soldats mangèrent de la viande avec excès ; quelques-uns séjournant auprès de rivières peu rapides, firent usage de poissons difficiles à cuire, qu'ils dévoraient même quelquefois crus. Ils firent aussi usage de mauvais fruits, qui abondent dans ce fertile climat. Enfin, ajoute-t-on, il burent des eaux stagnantes et limoneuses (2).

Toutes les causes qui viennent d'être exposées ne sont-elles pas plus que suffisantes

(1) Tract. de Feb., p. 396.
(2) Hug. Gourr., Tract. de Febr., p. 397.

pour occasioner les maladies les plus graves ?
De sorte que , dût-on contester l'existence de
quelques-unes, il en resterait encore assez pour
rendre raison des maladies dont il est question.

On rapporte que cette peste s'est répandue
également en Flandre, en Allemagne , en
France et en Italie , et on veut la faire voyager
dans ces différents pays par des voies imaginaires sur lesquelles on ne peut pas être d'accord. Le fait est que par-tout où elle s'est manifestée , elle a trouvé les mêmes causes qu'en
Hongrie. Ce sont les maux occasionés par
l'invasion de Soliman en Hongrie ; qui l'ont
fait naître dans ce pays , à Vienne et dans les
autres lieux où les troupes impériales ont séjourné ; ce sont les mêmes maux à-peu-près
qui l'ont produite ailleurs. La Flandre , par
exemple , était en proie aux ravages de la
guerre longue et cruelle qui a suivi la révolte
de ses habitants , éclatée cette même année
1566.

1572.   *Allemagne.*

Troubles de religion.

1573.   *La Rochelle.*

Armée assiégeante , sous Charles IX , exposée à toutes sortes d'incommodités , sur-tout

à la disette et à une puanteur insupportable(1).

1575.   Sicile.

Il ne se trouvait plus, dans cette île, assez de laïques pour subvenir à la culture des terres, à l'entretien du commerce, aux levées que l'Espagne faisait faire pour grossir ses armées pendant les guerres continuelles que la maison d'Autriche eut à soutenir contre la France, sur-tout en Italie. On introduisit dans les deux royaumes de nouvelles impositions par suite des malversations des vice-rois. Insensiblement, le peuple surchargé s'indisposa contre le gouvernement.

Cette peste a été attribuée à une galiote venue de Barbarie. On n'a considéré ni les causes que nous venons d'indiquer, ni l'influence des vents *siroc* et *lebech*, des vents du midi qui avaient régné pendant l'hiver, et le printemps précédent, et qui continuèrent avec de fréquentes variations dans le temps, et furent suivies d'inondations, telles que l'on n'en vit jamais de semblables (2).

1576.   *Venise, et les provinces qui en dé-*
                    pendaient.

Les Vénitiens venaient de soutenir une

(1) Mézeray.
(2) Histoire de cette peste, par Ingrassias.

guerre fort malheureuse contre les Turcs. La république était épuisée d'hommes et d'argent. Dès le commencement de cette guerre, en 1571, on avait été obligé de recourir aux bannis pour compléter les levées. Cette peste, sur laquelle a beaucoup écrit Mercurialis, fut le sujet des doutes qui durèrent dix-huit mois (1).

1577.   *Milan.*

Sous Charles Borromée. Quelques-uns mettent cette peste en 1576; intempéries. A cette époque l'Italie était moins agitée qu'elle ne l'avait été depuis long-temps; mais le chevalier Centorio, dans son Traité italien sur cette peste, assure, comme le remarque le cardinal Guastaldi, que sa principale source fut un dérangement des saisons, causé par des vents méridionaux continuels.

1579.   *Gènes.*

En 1578, inondations, hiver humide; printemps inégal, pluvieux; été froid, nuageux, ténébreux sans être pluvieux, sous le règne des vents siroc et lebech; automne chaude et humide; pluie legère, pénétrante; pain fait avec un froment qui commençait à sentir le

______

(1) Primerose, Erreurs relatives à la méd., p. 295.

pourri, dont on mangea pendant deux mois (1).

1580 et   *Provence, Aix, Marseille et autres*
1581.   *parties de la France.*

Guerre civile à l'occasion du calvinisme, en Languedoc, en Dauphiné et en Guyenne ; en outre, guerre avec l'Espagne, dont on se ressentit sans doute en Provence et dans plusieurs autres points de la France, où des causes particulières ont pu régner également.

1586 et   *Paris, et autres lieux de la*
1587.   *France.*

Sous Henri III, du temps de la Ligue , grands troubles dans tout le royaume, rassemblements de troupes.

1591.   *Rome, Paris, armée de Henri IV.*

Famine dans ces deux villes ; siége de Paris sous Henri IV ; pour arrêter les progrès de cette maladie , ce prince divisa ses troupes. Ce système était bien opposé à celui des renfermements (2).

1596.   *Allemagne, Paris.*

Allemagne. Levées contre les Turcs ; soulèvements des paysans en Autriche , disette, pillage.

(1) Facio, p. 139, 140 , 142.
(2) Hist. de France, par Châlon , t. III ; p. 225.

Paris. Guerres civiles du temps de la Ligue; feux allumés pour purifier l'air.

1598.   *Marseille et le reste de la Provence.*

Cette province a beaucoup souffert dans le temps de la Ligue. Deux factions s'étaient formées à Marseille; on vit ses habitants s'armer et combattre les uns contre les autres. Cette ville ne s'était soumise au roi qu'en 1596. La guerre avait encore lieu de ce côté avec le duc de Savoie en 1597. Le duc d'Épernon y attira également de grands maux en voulant s'en rendre maître.

1599.   *Bordeaux.*

Troubles du temps de la Ligue; ensuite guerre avec l'Espagne.

De 1604 *à* 1607.   *France, Paris particulièrement.*

Suite de guerres presque continuelles, conspirations, famine, vents furieux (1).

1619.   *Paris.*

Grands troubles, rassemblements de troupes; suite de l'évasion de la reine mère du château de Blois.

(1) Mézeray.

1621.   *Pologne.*

Cette peste fut , dit-on, apportée de Tur-
quie sous Osman Ier ou Othman II. La vérité
est que cette maladie est survenue de la manière qu'elle doit naître dans une guerre des
plus cruelles. Le grand-visir ayant pénétré
dans ce malheureux pays avec une armée de
300,000 hommes, y commit toutes sortes de
dégâts; siége de Choczim et du camp du grand-
chancelier de la république. Le visir perdit
dans cette guerre 80,000 hommes, outre
100,000 chevaux, et les Polonais 20,000. Auparavant les Polonais et les Cosaques avaient
ravagé les terres des Turcs, et ceux-ci, d'un
autre côté, avaient soutenu une guerre des plus
sanglantes contre les Perses. Les contagionnaires font venir cette peste d'un autre lieu
comme toutes les autres; mais on doit remarquer ici comme ailleurs, qu'ils ne parlent
d'aucun qui n'ait été préalablement le théâtre
de grandes calamités (1).

1625.   *Palerme, Londres et Metz.*

Levées en Sicile et en France pour la guerre
qui survint au sujet de la Valteline, et à laquelle la France, l'Espagne, l'Italie et l'Allemagne prirent part. Guerres civiles en France;

____

(1) Astruc.

levées également en Angleterre, sous Charles Ier, pour une expédition contre l'Espagne, expédition qui fut malheureuse; grands troubles en Angleterre; mesures violentes pour lever des contributions; soldats logés chez les particuliers.

Ingrassias, qui vivait alors, fit faire, dit-on, des progrès à l'art de traiter la peste. La recherche des-causes était le seul objet sur lequel on pouvait faire des progrès (1). Sans idées justes à cet égard, tous les systèmes sont vains.

1626.   *Toulouse.*

Guerre civile dans le Languedoc, suscitée par le duc de Rohan, chef du parti protestant.

De 1627   *La Rochelle, Lyon, Aix, Mont-*
à 1631.   *pellier, Digne, Blois, Milan,*
            Lorraine, Savoie, et plusieurs
            autres lieux.

Guerres civiles sous Louis XIII. La France épuisée par les guerres civiles et étrangères; rassemblements de troupes dans différents points de ce royaume, sur-tout dans le midi, pour la guerre d'Italie contre la Savoie, l'Espagne et l'Empire, et pour la guerre civile suscitée

(1) **Papon.**

par le duc de Rohan, qui, après s'être allié avec les
ennemis du dehors, avait fait soulever les protestants dans la plus grande partie de la France,
mais sur-tout dans le Vivarais, le Dauphiné et
le Languedoc. Fatigues excessives au siége de
la Rochelle, et famine : tout manquait dans
cette ville, principalement les vivres. La faim
contraignit les habitants de dévorer même les
cuirs servant aux harnais des chevaux et aux
carrosses. Encombrements par la présence des
troupes du marquis d'Uxelles ; disette et
terreur dans beaucoup d'autres villes, telles
que Lyon, Aix, Montpellier, Marseille ; intempéries : à Digne, par exemple, on a respiré
un air brûlant pendant quatre mois que l'épidémie y exerça ses ravages. Guerre entre
Louis XIII et le duc de Lorraine ; autre guerre
en Italie, pour la succession au duché de
Mantoue. Dans cette peste on voyait six à
sept malades dans le même lit (1). Beaucoup
de malades éprouvèrent des évacuations al-
vines bilieuses ou vermineuses, des nausées et
des vomissements ; ce qui supposait l'usage
de mauvais aliments (2). Le théâtre de cette
peste a toujours été le même que celui de la
guerre ; aussi a-t-on dit qu'elle suivait la

(1) Papon.
(2) Idem.

marche des troupes, comme on l'a dit de beaucoup d'autres. On s'est exprimé ainsi en l'attribuant à une cause invisible dont rien ne démontrait l'existence ; tandis qu'on aurait dû voir dans sa prédilection pour les lieux désolés par la guerre, la preuve que ce fléau en était la seule et unique cause.

Les historiens rapportent que dans Lyon, la maladie fut à peine déclarée, que la frayeur s'empara des esprits ; chacun ferma sa boutique et ses magasins, et hâta par ses vœux et son activité le moment où il pourrait quitter cette ville, parce que quelques maladies produites par les calamités de la guerre, ou par d'autres causes aussi évidentes, étaient attribuées à la contagion. Mais ceux qui cherchaient un asile dans les villes, les villages et les hameaux voisins étaient repoussés dans beaucoup d'endroits avec une dureté désespérante ; quelques-uns, après avoir erré de villages en villages, tantôt accablés d'injures et quelquefois chassés à coups de pierres par les habitants, s'en retournaient à la ville, où ils étaient mal reçus de leurs parents, et finissaient par périr dans un abandon plus cruel que la mort. Il y en eut qui, après avoir eu la barbarie de laisser à la ville leurs femmes et leurs enfants au milieu des pestiférés, moururent dans l'abandon à la campagne, au lieu que leurs femmes et leurs enfants, quoique exposés à la prétendue contagion, échappèrent à la maladie.

On a prétendu qu'un assez grand nombre de gens du peuple ont été atteints de cette maladie en allant voir passer les charrettes remplies de morts, et les maisons marquées du signe des pestiférés. Mais beaucoup d'auteurs contagionnaires pensent eux-mêmes que les cadavres n'ont rien de contagieux. *Si quidem*, dit Rondelet, *dissecuimus aliquando corpora mortuorum ex peste, multis spectantibus studiosis sine aliquo damno* (1).

Ainsi, dans le cas dont il s'agit, la contagion n'était pour rien ; au lieu de ce mot il eût fallu se servir de celui de maladie. Le triste spectacle qui s'offrait de toute part, notamment la vue des signes des pestiférés mis sur les maisons, était bien capable de glacer d'épouvante les plus intrépides et de les rendre plus susceptibles d'être atteints par la maladie, déterminée d'ailleurs par les causes déjà énoncées, et par les mesures prises contre la prétendue contagion. L'effroi était en effet si grand, que l'on voyait des femmes devenues tout-à-coup taciturnes, ayant l'air abattues ;

____

(1) Methodus curandi, etc., p. 736.

tenant un chapelet à la main et poussant des hurlements affreux. Il y en eut qui, au bruit de la sonnette attachée aux tombereaux pour avertir les passants de s'éloigner, tombèrent sans vie ; ce qui est un exemple de ces morts subites attribuées à la contagion. On en vit aussi d'une fortune et d'une condition au-dessus du commun qui, ayant entendu sonner la prière pour demander à Dieu la cessation du fléau, furent saisies d'une telle frayeur qu'elles tombèrent malades en rentrant chez elles et moururent. Nouvel exemple des accidents attribués faussement à la contagion. « Rien, disent les historiens, n'était égal au spectacle d'horreur qu'offrait la ville de Lyon, à la fin de septembre et dans les mois d'octobre et de novembre. On n'apercevait presque personne dans les rues ; on n'osait pas sortir pour prendre de l'exercice en plein air : ainsi on restait chez soi en proie à la terreur et aux effets d'un air vicié par la présence continuelle de toutes les personnes de la maison, et on se privait d'une infinité de choses nécessaires. Ami ou allié on n'osait s'aborder; on ne regardait les passants qu'à travers les fentes des portes ; on ne parlait que par les fenêtres à ceux à qui on avait affaire. Quand des motifs pressants attiraient à la ville quelques-uns des habitants qui s'étaient retirés à la campagne, ils y venaient sur de bons cour-siers, le nez couvert de leur manteau, et courant comme si l'ennemi eût été à leur poursuite; et ils s'en retournaient avec la même vitesse. Les magistrats ordonnèrent de brûler des bois odoriférants devant les maisons pour purifier l'air, tandis qu'il eût beaucoup mieux valu s'occuper uniquement à faire enlever les cadavres et les ordures de toute espèce qu'on laissait s'amonceler, et à procurer aux indigents des aliments sains et abondants. Les feux n'étaient qu'un surcroît de dépenses et d'embarras, ils étaient même une cause réelle de l'altération de l'air.

L'hôpital des pestiférés offrait un spectacle aussi affreux. Le désordre, la famine, la malpropreté et la terreur qui y régnaient comme ailleurs, tendaient également à y accroître la mortalité. « On ne pourrait croire, dit un historien, tous les genres de désordres qui régnèrent alors (1). »

Pour achever ce tableau d'horreur, pour faire voir à quelles extrémités peut porter l'idée de la contagion, il faut ajouter qu'un vieillard de 94 ans creusa sa propre fosse, mit

____

(1) Papon, t. 1, p. 179.

sur le bord un peu de paille , et se coucha de manière qu'en expirant il pût tomber dedans sans exposer personne au prétendu danger de gagner son mal (1). Ce malheureux avait eu la force de faire sa propre fosse. En recevant des soins , il eût pu guérir ; mais la crainte de la prétendue contagion dut être la cause de sa mort : il s'est trouvé dans un état d'abandon absolu.

L'approche de l'ennemi vint ajouter à toutes les calamités. Tout ce qui restait de gens en état de servir courut aux armes. L'état de guerre avait été la première et la principale cause de l'épidémie, la présence des troupes ennemies dut en augmenter les ravages.

La peste de Montpellier , qui eut lieu dans le même temps , eut la même origine. La terreur ne manqua pas d'y exercer toute son influence, en se joignant à la disette , à l'encombrement et à d'autres calamités qui accompagnèrent nécessairement le passage de l'armée de Louis XIII , et qui l'avaient même précédé ; et sur-tout le séjour de quelques corps de troupes, tels que le régiment de Picardie , qui a été logé chez les particuliers (2).

(1) Papon, t. 1, p. 182 et 183.
(2) Senac, Traité de la peste, part. 1, p. 27.

Dans cette épidémie, produite par les seules causes dont nous venons de parler , les habitants éperdus, fuyant la prétendue contagion, abandonnent tout et se précipitent ainsi dans de nouvelles sources de maux. Ils font leur bagage , le chargent sur des charrettes , ou le portent sur leurs épaules ; les chemins se couvrent de fuyards , qui ne sont pas assurés de trouver un asile , excepté ceux qui ont des maisons de campagne ; les consuls eux-mêmes, frappés de crainte, ne songeant qu'à la prétendue contagion, laissent écouler quelque temps sans s'occuper des mesures nécessaires pour l'approvisionnement de la ville. Dans la suite , un conseil de santé créé par eux est bientôt dissous par l'éloignement de tous ses membres, qui s'enfuirent successivement de peur de la contagion. Le résultat définitif de cette crainte réunie aux autres causes indiquées , fut la mort d'environ la moitié des habitants qui étaient restés (1). Ceux qui en fuyant ont pu se rendre dans des lieux où régnaient la paix et l'abondance , ont dû être préservés. Par exemple, dans une maison de campagne bien située, bien pourvue de tout, et à l'abri de la visite des gens de guerre , on

(1) Papon, t. 1, p. 189.

se trouvait en sûreté, non contre la contagion, elle n'était pas la cause du mal ; mais contre les causes bien plus réelles dont nous avons parlé : les fléaux de la guerre.

Nous avons vu par la conduite des consuls que l'idée de la contagion, qui portait à de fausses mesures, détournait de tout ce qui pouvait alléger ces calamités.

Nous ne parlons pas ici des suites incalculables pour une armée en particulier, et même pour un état dont le salut repose sur elle, de ce qu'une ville comme Montpellier vint tout-à-coup à se dépeupler. Une cité d'une telle importance forme quelquefois une ressource considérable et indispensable. La désertion de ses habitants, sur-tout en déterminant par son exemple celle des habitants de beaucoup d'autres villes des environs, peut entraîner la perte de toute une armée. Ainsi celle de Louis XIII eût pu en souffrir beaucoup, si les circonstances eussent voulu qu'elle restât dans le territoire de Montpellier.

La peste de Digne, l'une des plus considérables qu'aient présenté ces temps de désordres, nous fournit aussi des traits qui doivent trouver place ici.

Un arrêt du parlement d'Aix qui défendait sous peine de mort aux habitants de sortir de la ville et du territoire; des ordres pour l'établissement d'un cordon de troupes sur les confins; diverses autres mesures aussi subversives, dont un commissaire était chargé; tout fut exécuté avec une rigueur et un appareil qui ne pouvaient manquer d'occasioner une grande épouvante, et de priver les malheureux habitants d'une grande partie des ressources qui leur restaient.

Lorsque les idées de contagion règnent, des craintes au moins trop prématurées portent souvent à s'éloigner de la ville beaucoup d'habitants dont la présence lui serait très-avantageuse, et les 'mesures de police qui viennent ensuite pour empêcher de passer certaines limites, privent un grand nombre d'autres habitants d'aller, du moins de temps en temps, respirer au loin un air plus vif et plus pur, et faire un exercice qui serait salutaire. Ces inconvénients ont dû se faire sentir particulièrement pendant cette peste d'Aix, parce que l'air était brûlant, sur-tout dans les endroits où son cours n'était pas très-libre, comme dans l'intérieur des villes. Nous allons voir des inconvénients d'un autre genre.

Les paysans des environs qui gardaient les passages, confisquaient le peu de provisions que

des personnes envoyaient à leurs parents et à
leurs amis ; ils vendaient à un prix exorbitant
les denrées qu'on ne pouvait recevoir que de
leurs mains. C'est ainsi que toutes les fois que
l'on met des entraves aux moyens d'approvisionnements, elles sont portées plus loin qu'on
ne se le serait imaginé, et qu'il se trouve
toujours des hommes cupides et inhumains
qui spéculent sur le malheur des autres : telle
est la suite nécessaire des mesures tant recommandées contre la prétendue contagion.
Ces paysans délibérèrent même de mettre le
feu à la ville et de la consumer par les flammes
avec les habitants, pour préserver le pays de
la peste. Cet acte de barbarie inouï n'était
qu'une conséquence assez naturelle de l'opinion de la contagion ; et, en effet, il est
approuvé par Papon, qui écrivait en 1700, et
qui était bien pénétré de principes conformes
au système de la contagion. Cet auteur observe seulement qu'il eût fallu faire sortir de
la ville les personnes encore en vie : comme
si la ruine d'un grand nombre de citoyens, la
perte de leur habitation ordinaire, n'était rien
en comparaison du danger de la contagion,
dont pourtant l'existence peut être contestée.
On verra bientôt, en effet, que ce danger
était chimérique. Quoi qu'il en soit, plus ré-

cemment ce système de destruction a été suivi par M. Vicq-d'Azir, dans une épizootie qui régnait sur les bœufs : ce médecin a fait faire main basse sur tous ceux de ces animaux qui étaient malades, ou même seulement suspects. Mais revenons à la conduite des paysans des environs d'Aix. On se contenta, dit l'historien Papon, de mettre le feu à une maison de campagne, où périt toute la famille du propriétaire, qui s'y était retiré pour éviter la contagion ; et si on ne brûla pas la ville même, c'est qu'au moment où on allait y mettre le feu, on apprit que l'épidémie régnait également dans plusieurs autres villes voisines.

Si c'eût été par contagion que la peste a passé aux cantons voisins, cette maladie étant déjà ainsi répandue et ses foyers ainsi multipliés, elle se serait multipliée encore davantage, parce que, plus les cantons qu'elle occupe ont d'étendue, plus il existe de moyens d'éluder les mesures prises contre les communications. Mais si les villes voisines ont été également en proie à la peste, c'est parce qu'elles étaient exposées aux mêmes causes évidentes que celle de Digne, c'est-à-dire, aux calamités de la guerre civile. Par-tout où ces causes ont régné, la peste s'y est manifestée malgré toutes les barrières et tous les gardes. Toutes les villes qui se sont trouvées à l'abri de ces mêmes causes, on été garanties de la peste, malgré toutes les propriétés contagieuses qu'on lui a attribuées, et malgré tous les moyens de communication qui se sont présentés.

La crainte de mourir faute de secours dans des lieux écartés retint un grand nombre d'habitants à la ville, où plusieurs causes morbifiques ordinaires se trouvèrent réunies. Les magistrats se troublèrent, et le mal (l'historien dit la contagion), augmenta. On se fuyait les uns les autres avec un soin extrême ; les domestiques abandonnaient les maîtres ; les voisins devenaient sourds aux plaintes de leurs voisins ; les artisans refusaient de travailler , le pauvre de servir, les riches de se voir et de s'entre-secourir. L'office divin fut interrompu, l'horloge discontinua de sonner; les fontaines, faute d'entretien , se tarirent; les moulins cessèrent de moudre ; les fours et les boucheries furent fermés ; en un mot, on ne se donnait plus mutuellement aucun secours , et l'on manqua des choses les plus nécessaires à la vie.

Les habitants des campagnes périssaient par les mêmes causes, par suite du même abandon.

On trouva un enfant suçant le sein de sa mère morte.

Le fléau ayant cessé, quoiqu'on n'eût brûlé ni la ville ni ses habitants, le corps-de-garde qu'on avait mis à l'entrée du pont ne laissa pas d'user toujours de la plus grande rigueur. Les habitants indignés ayant pris les armes, tuèrent quelques hommes, et ôtèrent aux autres l'envie de revenir.

L'histoire de cette épidémie, appelée peste comme les autres maladies épidémiques de même nature, prouve qu'il n'est pas plus nécessaire de brûler que de tenir assiégées les villes qui en sont atteintes, pour faire cesser ces maladies et les empêcher de se propager, puisqu'ici le mal s'est dissipé sans retour dans tout le canton (malgré l'expulsion des troupes qui gardaient le pont), et que, dans le principe, il s'y est développé malgré cette garde si sévère.

On doit faire encore ici une autre réflexion : c'est que, si on ajoute aux calamités de la guerre les mesures prescrites contre la contagion, on verra toujours se renouveler tous les maux dont on a déjà plusieurs fois fait mention, lors même qu'il n'y aura pas la moindre apparence de contagion ; et que si ces calamités viennent à se dissiper, la peste cessera de même, malgré la multitude des prétendus foyers de la contagion, et malgré la suscepti-bilité des récidives. La ville de Digne nous a offert des exemples remarquables de l'un et de l'autre cas.

1635 *ou* 1636.   *Nimègue.*

Grands rassemblements de troupes dans les Pays-Bas. Guerre entre les Français, les Hollandais et les Espagnols.

1736.   *Londres.,*

Grands troubles sous Charles Ier. Dans cette épidémie, dit un auteur (1), les précautions furent exactes, les malades renfermés, et les familles suspectes séquestrées. Mais ces soins semblaient ranimer la peste; ses ravages s'étendaient et se multipliaient en proportion des moyens qu'on employait dans l'intention de les arrêter. Enfin un édit rapprocha les habitants qui se fuyaient: ils sortirent de leurs prisons domestiques; en se revoyant, ils se communiquèrent bientôt leurs biens et leur fermeté; alors l'infection, c'est-à-dire, la maladie, ne fit plus de progrès.

______

(1) Traité de la peste par Senac, part. 1re, p. 115, 116.

1647   *Espagne. A Valence et en Catalogne*
1648.   *particulièrement.*

On prétend que cette peste fut apportée à Valence par un vaisseau venu d'Afrique. Ce qu'il y a de certain, c'est qu'alors la guerre régnait en Espagne, et ce pays avait à soutenir une autre guerre qui se faisait avec opiniâtreté en Italie, particulièrement dans le royaume de Naples. Le duc de Guise était appelé par les Napolitains, qui voulaient en faire leur roi. Depuis 1640, révoltes continuelles : d'abord en Catalogne, où les Castillans sont égorgés ; ensuite en Portugal. En 1641, les Catalans se donnent à Louis XIII, Barcelonne ouvre ses portes aux troupes françaises ; enfin, l'Espagne était aussi en guerre avec les Hollandais.

1650.   *Provence et Sardaigne.*

Des vaisseaux la portèrent, dit-on, en Sardaigne. Nous allons trouver encore ici des causes bien plus réelles. Guerre civile en France, principalement dans le midi. Guerre avec l'Espagne qui, depuis long-temps, est aussi obligée de rassembler des troupes nombreuses, particulièrement dans la Sardaigne. Alors cette île était sous sa domination, et devait lui servir d'entrepôt et de retraite, vu sa situation entre elle et le royaume de Naples, qui lui appartenait également, mais où des révoltes fréquentes l'obligeaient à envoyer souvent de nouvelles troupes.

De 1654 *à* 1656.	*Arras, Venise, Naples, États du Pape, Génes, Sardaigne.*

Siége d'Arras par le prince de Condé ayant avec lui l'archiduc d'Autriche, pour le compte de l'Espagne.

Venise. Guerre opiniâtre entre les Vénitiens et les Turcs. Deux grands combats : l'un en 1655, et l'autre en 1656. Presque toutes les parties de l'Italie devaient se ressentir de la guerre dont elle était le théâtre, notamment les pays indiqués.

On a fait diverses histoires sur la prétendue transmission de la peste à Rome ; mais le cardinal Guastaldi qui les rapporte, indique des causes bien plus vraisemblables, telles que, 1° une sécheresse extrême, précédée des vents du midi qui avaient persévéré plusieurs années de suite ; 2° une grande disette et une grande cherté de vivres ; 3° des fruits de mauvaise qualité ; 4° une multitude innombrable de sauterelles et de cigales mortes et pourries qui couvraient la campagne. Cette peste exerça sa plus grande fureur pendant l'hiver et le printemps de 1654 à 1655. Il faut ajouter à ces causes celles qui résultaient de la guerre.

La guérison de celle de Venise a été attribuée aux cautères, conseillés par Heinsius, médecin allemand. En reconnaissance de ce prétendu bienfait, la république fit ériger à sa gloire une statue sur la place de Saint-Marc, avec cette inscription : *Liberator patriæ à peste.* Il n'est pas nécessaire de dire que la cessation de cette peste était due à celles des causes évidentes qui l'avaient produite. Ce qu'on a dit de la peste devait s'appliquer à celle du reste de l'Italie.

1660.   *Allemagne.*

Guerre en Hongrie avec les Turcs, et dans la Prusse entre les Danois, les Polonais, les Suédois, et les Impériaux. Siége de Munster.

De 1664   *Provence, particulièrement à*
à 1665.   *Toulon et à Cuers, Londres,*
                       Calais.

Provence. Réunion du Comtat à la France par arrêt du parlement, et probablement rassemblement de troupes dans cette province, pour appuyer ce changement. Du moins on y a rassemblé celles qui revenaient d'Italie et de Catalogne. Famine en 1662. Gui Patin, parlant de l'état des peuples de ce temps, dit :

« Aussi meurent-ils par toute la France de maladie, de misère, d'oppression, de pauvreté, et de désespoir; et il s'écrie: *Eheu, nos miseros! O miseram Galliam* (1)! »

Londres. Longs troubles intérieurs; rassemblements de troupes pour la guerre avec les Hollandais. Suivant M. Hodges, qui attribue cette peste à la contagion apportée de Westminster à Londres, sans indiquer comment cette transmission s'est opérée, toute la ville tomba, par sa crainte même, dans le malheur qu'elle craignait. Sydenham croit aussi à la contagion, et cependant il parle de causes évidentes. Il rapporte que cette peste a été précédée d'un hiver très-froid et très-sec qui dura jusqu'au printemps sans interruption, et que le dégel étant venu tout-à-coup, à la fin de mars, on vit beaucoup de maladies, entre autres une fièvre continue épidémique qui a fini par devenir peste.

Suivant M. Hodges, dans cette peste la sécurité ayant succédé à la terreur, le même empressement qui avait éloigné les habitants de la ville les y ramena; tous les jours les boutiques furent ouvertes, les assemblées se formèrent, le commerce se rétablit; ceux que la

(1) Gui Patin, tom. II, p. 4, 293, 294 et 310.

frayeur avait éloignés de leurs parents , ceux qui redoutaient même la vue des autres hommes, reprirent leurs anciennes liaisons; les maisons qui portaient encore les marques de la mortalité ne leur parurent plus suspectes ; les chambres mêmes, qu'auparavant on avait crues les plus infectées, ne furent plus un séjour redoutable : plusieurs couchèrent hardiment dans les lits des pestiférés ; un tel changement ne ralluma point la peste.

Calais. Préparatifs de guerre contre l'Angleterre. « Toute la côte de Normandie pleine d'une soldatesque qui veille sur l'ennemi afin qu'il ne nous surprenne rien. » Gui Patin de qui nous avons tiré ce passage, dit encore, page 134 : « Des troupes marchent toujours sur la frontière de Picardie, on dit qu'elles vont vers Calais et Gravelines. » Plus loin il ajoute : «Toutes les villes de Picardie regorgent de soldats qui *mangent* le peuple, qui n'a plus que *la peau et les os, pellis et ossa sunt præ miserâ macritudine* ; tout est ruiné en notre pays de Beauvais! *Bone Deus. Usquequò Domine !* » C'est l'exemple de ce qui se passe dans tous les pays occupés par les gens de guerre.

1676.   *Malte.*

Armement contre les Turcs en faveur du

roi de Pologne, troupes du roi d'Angleterre, Charles II, reçues dans le port de Malte, à l'occasion de la guerre que ce prince faisait aux Tripolitains (1).

*De 1665   Autriche, Saxe et plusieurs autres
à 1679.   contrées de l'Allemagne.*

En 1675 continuation de la guerre entre l'Autriche et la France. L'armée française passe le Rhin; plusieurs combats; siége de Trèves et de plusieurs autres villes. Les troupes suédoises qui avaient pénétré dans le cœur de l'Allemagne, manquant de vivres, après un séjour de trois mois, usèrent de violence pour s'en procurer. Plusieurs villes prises, quelques-unes pillées. Les Suédois se répandent de tous côtés dans les états de l'électeur de Brandebourg. Levées de troupes dans le Holstein; siége de plusieurs autres places de 1676 à 1678. Cette dernière année, guerre avec les Hongrois soutenus par les Turcs. L'Autriche est ravagée par un parti protestant, qui y répandit une telle terreur, que presque tous les habitants abandonnèrent leurs biens et leurs maisons. Plusieurs villes sont également assiégées dans cette contrée. Troupes encore sur pied en 1679, où la paix s'est faite entre

(1) Histoire de Malte, par Vertot.

l'Allemagne et la France. La Saxe a partagé le sort du reste de l'Allemagne.

1705. *Constantinople.*

Révolte des troupes en 1705. Continuation des troubles pendant les années suivantes. Vents orageux du midi.

1708 *et* 1712. *Transylvanie, Hongrie, Autriche.*

Lutte sanglante depuis 1705 entre les Autrichiens et les Hongrois. L'Autriche faisait encore la guerre en Italie, dans les Pays-Bas et en Alsace. En 1711, fréquents tremblements de terre et inondations (1).

1720 *Marseille et quelques autres lieux*
et 1721. *de la France, notamment Aix et Toulon* (2).

On a cru trouver particulièrement dans cette épidémie de la Provence, de fortes preuves de la contagion et de la nécessité des mesures adoptées contre cette cause; mais il

(1) Mézeray.

(2) Cet article paraîtra peut-être un peu long, mais il faut considérer qu'il est l'extrait de plus de 200 volumes, qu'on y a fondu les faits les plus importants, et discuté les opinions qu'ils ont fait naître, afin de démontrer combien celle de la contagion dans cette épidémie elle-même est peu fondée.

nous semble qu'un examen attentif n'y fera voir que des preuves absolument contraires. Nous pensons qu'on remarquera, surtout dans cette occasion, que des maladies qui eussent pu être légères, sont devenues des épidémies très-funestes par suite des mesures même employées dans la vue d'en empêcher les progrès, et par l'omission des moyens de combattre les véritables causes. Nous allons entrer dans quelques détails sur cette épidémie; la question qu'elle présente demande une discussion approfondie.

Si un grand nombre de médecins l'ont attribuée à la contagion apportée par le vaisseau du capitaine Chataud, d'autres se sont persuadé qu'elle provenait du climat, de la saison, d'un air marécageux, de la malpropreté, de la sécheresse, de chaleurs excessives, d'un vent trop calme d'abord, trop violent ensuite ; de pluies extraordinaires, de la disette, de la cherté des vivres, suivie de l'abondance; de mauvais fruits; enfin de la crainte, des mesures qu'on a adoptées, du désordre et des autres inconvénients qui en sont résultés; en effet, l'épidémie existait avant l'arrivée de Chataud (1).

(1) Traité de la peste, par Senac.

Pour justifier l'opinion de la contagion, il faudrait prouver que le capitaine Chataud n'avait point patentes nettes, c'est-à-dire, d'attestations que la peste ne régnait pas dans les lieux d'où il venait, ou que, bien qu'il en eût eu, son équipage n'avait pas laissé d'importer des germes de peste. Pour rendre plus certaine, ou du moins vraisemblable, l'existence de ces germes, il faudrait prouver encore que les maladies qui se sont manifestées dans le navire durant la traversée, étaient de la nature de la peste ; qu'il ne s'est trouvé dans ce vaisseau lui-même aucune autre cause morbifique suffisante ; que la cargaison n'a point été soumise à ce qu'on appelle la purge, qu'elle a été sur-le-champ introduite dans la ville ; que l'équipage n'a pas non plus subi de quarantaine ; que dès les premiers moments de son arrivée, il a pu pénétrer dans Marseille et en fréquenter librement tous les quartiers où la maladie a commencé : enfin, pour rendre la démonstration complète, il faudrait aussi faire voir cette ville exempte de toute autre cause que de la contagion ; il faudrait la faire voir ne contenant point en elle-même, dès avant, ou au moment de l'arrivée du vaisseau de Chataud, des causes assez puissantes pour rendre raison des premières atteintes de la maladie, et que par suite il ne s'y en est pas présenté d'autres également assez intenses pour expliquer ses progrès rapides et funestes; or, c'est ce qu'on n'oserait sans doute affirmer.

Examinons d'abord le récit d'un auteur qui, à l'époque même de l'épidémie dont nous parlons, écrivit beaucoup en faveur de la contagion.

Après avoir parlé de la nouvelle vraie ou fausse, parvenue à Marseille, sur l'existence de la peste dans la plupart des villes maritimes de la Syrie, cet auteur, d'accord en cela avec tous ceux qui ont écrit également sur ce sujet, rapporte que le premier vaisseau qui vint de ce pays, fut celui du capitaine Chataud, et que ce navire aborda aux îles du Château-d'If, le 25 mai 1720; et il continue, en disant que les patentes de ce capitaine étaient nettes, parce qu'il était parti de Saïde, où elles lui avaient été expédiées le 3 janvier, avant que la peste ne régnât dans cette ville (1).

Jusqu'ici on ne voit aucun motif de penser que le capitaine Chataud ait reçu des germes de contagion dans le lieu d'où il est parti, néanmoins c'est ce qu'on a avancé. Malgré le

______

(1) Astruc, Dissertation sur l'origine de la peste, p. 62 et suivantes.

certificat qui prouvait que dans Saïde il n'y
avait pas même de soupçon de mal contagieux,
on a prétendu que l'équipage ou la cargaison
avait pu prendre dans cette ville les germes
de la peste, parce que, a-t-on dit, cette maladie s'y est déclarée quelque temps après le
départ du vaisseau, et l'on ajoute qu'alors
qu'elle se manifeste dans une ville, elle y cou-
vait déjà depuis quelque temps (1) : fait d'où ré-
sulterait, pour le dire en passant, que les mesures prises pour empêcher la propagation du
mal seraient inutiles, même aux yeux des
partisans de la contagion, puisqu'on ne peut
y avoir recours qu'à une époque où la maladie est bien reconnue, et qu'alors le mal que
l'on voudrait éviter se serait déjà effectué.
Nous dirons en outre qu'on ne devrait jamais
avoir beaucoup de confiance dans les patentes
nettes, et que, par conséquent, il serait également inutile de s'en procurer. Mais si, à
moins qu'il ne subsiste encore d'autres causes
que la contagion, on a toujours vu habiter
impunément les lieux où la peste a régné,
après la disparition de tous ses symptômes,
malgré la susceptibilité des récidives, que

(1) Relation historique de la peste de Marseille,
p. 26 et 27.

l'on ne peut révoquer en doute, et malgré les milliers de germes que, suivant le système de la contagion, elle a dû y laisser, on a bien moins encore sujet de craindre avant qu'elle soit déclarée : aussi a-t-on cherché d'autres preuves. «On assure, dit Astruc, parlant encore du capitaine Chataud, qu'en venant il avait touché à Tripoli de Syrie, où la peste était déclarée; qu'il avait été forcé d'y prendre un envoyé de la Porte qui voulait passer dans l'île de Chypre; que cet envoyé, ou sa suite qui était nombreuse et apportait beaucoup de marchandises, avait introduit la peste dans cette île, où elle subsistait encore; enfin que le capitaine Chataud avait été obligé de prendre en paiement du nolis quelques balles de soie infectées, qui avaient mis la contagion sur son bord. » Ce passage est extrait d'une lettre particulière de Marseille. Astruc qui la rapporte, ne dit rien à l'appui de cette lettre, elle est son seul garant, et l'auteur de la lettre, qu'on ne nomme pas, n'ose rien affirmer; il dit seulement qu'on assure, expression qui permet le doute.

Telle est l'autorité sur laquelle on s'appuie pour faire entendre que le vaisseau de Chataud avait reçu des germes de peste. On conviendra probablement sans peine que cette preuve est insuffisante. On le reconnaîtra d'autant mieux que Chataud avait emporté patentes nettes, même de Tripoli et de Chypre, comme de Saïde. D'après la manière dont Astruc (1) s'exprime ensuite, il paraît l'avoir lui-même très-bien senti. « Ce qu'il y a de certain, continue-t-il, est que le sieur Chataud, en montrant ses patentes, déclara qu'il était mort six hommes de son équipage dans la route, ou dans le séjour qu'il avait fait à Livourne, où il avait touché. Mais il prétendit prouver par des certificats des médecins des infirmeries de Livourne, qu'ils étaient morts de simples fièvres malignes. »

Dans tout ce qui vient d'être dit, le seul point qui paraisse incontestable, c'est la maladie et la mort de quelques hommes de l'équipage. Or, ces accidents ont pu provenir de diverses causes qui se seront trouvées dans le vaisseau, telles que l'usage de mauvais aliments (2); ils ont pu aussi ne consister que dans des fièvres simples malignes (3), comme l'ont déclaré les médecins de Livourne, et

(2) Dissertation sur l'origine de la peste, par Astruc, p. 63.

(2) Idem, id.

(3) Traité de la peste, par Senac, p. 5.

comme on l'a consigné dans le journal imprimé par l'ordre des échevins de Marseille, et tiré des *Mémoires* de cette ville. Suivant ce journal, les fièvres dont il s'agit n'ont présenté que des accidents ordinaires. D'autres causes ont pu se joindre aux aliments, surtout par suite des idées de la contagion. On pourra en juger par ce qui va être exposé.

Tous ceux qui ont donné l'histoire de cette peste rapportent qu'un Turc qui se trouvait sur le vaisseau de Chataud, étant mort au bout de quelques jours de maladie, le maître du navire retira l'ordre qui avait été donné à deux matelots, de jeter le cadavre à la mer, et voulut que d'autres Turcs rendissent ce dernier devoir à leur compatriote. Les cordes dont on se servit furent également jetées ainsi que les hardes du mort. Les deux matelots remplis d'effroi d'après de telles précautions, et d'autant plus affectés sans doute qu'ils avaient touché le cadavre, ne tardèrent pas à tomber malades à leur tour et à périr. Cet événement, cité comme une preuve de l'existence de la contagion dans le bâtiment, ne la suppose cependant pas. Beaucoup de médecins, même parmi les partisans de la contagion, ont admis que les cadavres n'ont rien de contagieux (1). On a des exemples de personnes mortes de frayeur seulement (2). Les effets mortels des passions vives sont assez connus, ceux de la crainte surtout. Si la terreur n'a pas suffi pour faire succomber ces matelots, elle les a du moins rendus plus susceptibles de l'impression des autres causes morbifiques auxquelles ils ont pu être exposés conjointement avec le reste de l'équipage, qui a sans doute aussi partagé leur crainte. L'effroi a dû s'accroître encore, lorsque le capitaine s'y livrant lui-même, s'est retiré à la poupe, après la mort de deux autres personnes, et lorsque cet officier, ainsi séquestré, a ordonné d'autres mesures très-propres également à faire naître par-tout la terreur. Trois autres matelots étant encore tombés malades, sont morts de la même manière que les premiers. C'est d'après la visite que le médecin et le chirurgien des infirmeries de Livourne en ont fait, qu'ils ont porté le jugement dont nous avons parlé. Le chirurgien en chef des infirmeries de Marseille, M. Gue-

(1) Voyez Rondelet, lib. de Febrib., cap. de Febr. pestilentiali.

(2) Papon, de la Peste, t. 1, Hist. de la peste de Lyon.

rard, **a** tenu le même langage sur la maladie d'un autre matelot, mort deux jours après l'arrivée du navire, le 27 mai. Dans l'examen du cadavre, ce chirurgien n'a aperçu aucune marque de contagion. Néanmoins les intendants de la santé ont ordonné que les marchandises de la cargaison seraient soumises à une rigoureuse quarantaine. De nouveaux bâtiments sont arrivés peu après celui de Chataud ; ils avaient des patentes brutes, mais tous ont de même été soumis à la quarantaine. Un mousse du bord de Chataud , et quelques portefaix employés à la purge des marchandises, devenus malades, ont aussi succombé. Le chirurgien des infirmeries fit la même déclaration que pour le matelot mort le 27 mai; mais sur le rapport d'un élève en chirurgie (1), on a enfin admis , le 7 juillet, que la contagion existait sur les bâtiments. Aux causes ordinaires qui avaient pu régner sur le vaisseau durant la traversée, et dont on s'est probablement moins occupé que de la prétendue contagion , se sont joints les inconvénients d'une quarantaine long-temps prolongée. Les individus morts après l'arrivée de Chataud,

____

(1) Senac, le Traité de Novice, voyez p. 8 de son Traité de la peste, partie première.

sont effectivement des gens renfermés dans le
même enclos que les marchandises, et occupés à ce qu'on appelle la purge, c'est-à-dire,
presque toujours privés d'un exercice convenable et d'un air pur et libre, entourés de
vapeurs malfaisantes émanées des substances
mises en usage pour cette prétendue purge,
telles que l'arsenic employé sous diverses
formes, le soufre, etc., et se considérant
d'ailleurs comme voués à une mort presque
certaine (1). Il n'est point étonnant que quelques-uns de ces malheureux aient éprouvé au
bout d'un certain temps plus ou moins de dérangement dans leur santé, et qu'une fois malades et traités d'après les idées de contagion,
ils aient fini par mourir.

Les équipages et les marchandises du vaisseau de Chataud, et de plusieurs autres arrivés
peu après lui, ont été admis dans les infirmeries de Marseille; on doit sans doute en conclure que les intendants de la santé n'ont rien
trouvé de contagieux dans ces bâtiments (2).
Si au bout de quelques jours les magistrats les
ont soumis à des mesures plus rigoureuses,

(1) Relat. hist., p. 400. Traité de la peste, par Senac,
part. 2ᵉ, p. 64.

(2) Traité de la peste, par Senac, partie 1ʳᵉ, p. 5.

en les renvoyant à l'île de Jarre, c'est qu'ils ont cru devoir céder aux clameurs publiques (1). Malheureusement, ce que les partisans de la contagion n'ont regardé que comme des demi-mesures (2), la purge des marchandises retenues dans un enclos où l'on a renfermé également des portefaix, a suffi pour produire des maux réels, et ces accidents eux-mêmes ont paru justifier les préventions qui en étaient la véritable source, et autoriser de nouvelles mesures plus désastreuses encore. La cour, qui ne voyait les choses que de loin, ordonna de brûler et le vaisseau de Chataud et sa précieuse cargaison (3). Cependant, peu de temps encore après avoir pris ces mesures, les magistrats revenant à leurs premières idées, celles de la non-contagion, et reconnaissant les inconvénients des idées de la contagion, ont paru se repentir de leurs précautions. Dans des avis qu'ils ont affichés, ils déclarèrent que la maladie qui régnait n'était qu'une fièvre maligne dont la cause se trouvait dans les aliments et la misère : mais le coup était porté,

(1) Traité de la peste, par Senac, part. 1re, p. 7 et 482.

(2) Relation hist. de la peste de Marseille, 2e édition, p. 10.

(3) Traité de la peste, par Senac, part. 1re, p. 16.

il n'était plus possible de faire revenir le public des préventions qu'on lui avait inspirées. A ces avis des magistrats, si opposés aux idées de la contagion, on doit ajouter un autre fait, c'est que trois passagers, partis, l'un pour Paris, les deux autres pour la Hollande, après avoir observé seulement quinze jours de retraite, et soumis leurs hardes à quelques fumigations, n'ont mis la contagion dans aucun de ces endroits (1). Enfin, une remarque encore très-importante, c'est que sur les autres navires suspects qui étaient partis des lieux où la peste régnait bien évidemment, et qui arrivèrent après le capitaine Chataud, il n'est mort personne; il n'y a pas même eu de malades, ni pendant la route, ni pendant la quarantaine. Si un des portefaix du capitaine Ailland est mort dans les infirmeries, c'est après avoir été obligé de travailler à la purge des marchandises du capitaine Chataud, et même d'enterrer un de ces portefaix. Quelques-uns pourraient regarder ce fait comme favorable au système de la contagion; mais ceux qui n'adoptent point ce système, ne peuvent-ils pas également s'emparer de ce

(1) Relation hist. de la peste de Marseille, 1re édit., p. 34.

même fait pour fortifier leur raisonnement ?
Rien ne nous semble plus naturel.

Nous ne trouvons donc nulle part des preuves que les maladies qui ont éclaté à bord des
vaisseaux nouvellement arrivés à Marseille,
tinssent à des causes occultes comme la contagion, ni qu'elles fussent susceptibles d'être
transmises d'un lieu, ou d'un individu à un
autre. Il nous semble qu'on est plus fondé à
penser qu'elles dépendaient de causes pure-
ment locales. Voyons maintenant si on ne doit
pas porter le même jugement relativement aux
maladies qui se sont développées dans la ville
de Marseille.

Causes et maladies existant dans Marseille,
tant avant l'époque de l'arrivée du capitaine
Chataud, qu'à cette époque même et depuis.

De ce qu'il n'y a rien que de très-équivoque
dans tout ce qu'on a avancé en faveur de
l'existence de la contagion à l'égard du vaisseau du capitaine Chataud, sur lequel on a
fait rouler presque tout ce qu'on a dit de la
transmission de la contagion, des ports de
Syrie à Marseille, c'est déjà une forte pré-
somption contre cette transmission ; et nous
avons vu en outre, qu'on a pris des mesures
pour l'empêcher, comme si on eût dû la crain-

dre ; de sorte que, pour justifier ce qu'on a dit à cet égard, on a été forcé de supposer que les lois sur la quarantaine avaient été enfreintes ; que des pacotilles avaient été glissées furtivement à Marseille : et l'on n'a pu rien citer qui constatât ces opérations clandestines. Il y a plus, on est convenu que la voie par laquelle les germes de la contagion auraient été transmis du lazaret de Marseille dans cette ville, n'a point été connue (1). D'ailleurs nous avons encore d'autres motifs très-puissants pour ne point admettre ce qu'on a débité à ce sujet.

1° Des causes morbifiques assez actives, et des symptômes de peste se sont manifestés dans Marseille long-temps avant l'arrivée de Chataud. A cette époque, on a remarqué de nouvelles causes capables de donner lieu à de nouvelles atteintes de l'épidémie ; et d'autres causes, également évidentes et plus actives encore, qui se sont présentées ensuite, ont pu contribuer beaucoup à ses progrès.

Il est constant que le vaisseau du capitaine Chataud n'est arrivé que le 25 mai 1720 (2) ;

____

(1) D'Antrechans, Relat. de la peste de Toulon, p. 66.

(2) Traité de la peste, par Senac, p. 165 et 166.

que toute la cargaison fut mise en quarantaine, et qu'aucun des passagers ne pût se rendre dans la ville avant le 14 juin (1); néanmoins assez long-temps avant ces deux époques, des parotides, des charbons et des bubons s'étaient fait voir en divers quartiers de cette ville.

Selon plusieurs médecins, une demoiselle Augier mourut, du 19 au 20 avril, après avoir eu, dès le 13 du même mois, une parotide fort gonflée.

Dans la nuit du premier au second du mois de mai, une demoiselle Caurin ou Cauvin mourut, après avoir également été attaquée de peste dès le 16 avril. Il lui était survenu une parotide, du 28 au 29 mars, laquelle était fort élevée le second jour et disparut le troisième.

Mademoiselle Courtand ou Constant, femme d'un négociant, eut un charbon avec fièvre, dont elle pensa mourir, entre le 3 et le 4 mai de la même année.

(1) Voyez les remarques du docteur Blin, sur la relation de cette maladie, etc., p. 39 et 40. Il en est du vaisseau de Chataud, auquel on attribua la peste de Marseille, comme du vaisseau américain, auquel fut attribuée si gratuitement l'épidémie de Cadix en 1800. Cette dernière maladie s'était également manifestée avant l'arrivée du vaisseau américain.

Environ le 28 du même mois, une nommée Boze ou Roze, demeurant rue du Ferrat, fut saisie d'une violente fièvre continue, qui ne cessa le cinquième jour que pour laisser voir un bubon de la grosseur d'un œuf de poule, qui vint en suppuration, fut ouvert et conduit à parfaite cicatrice.

Gaspard André, maître d'école, rue du Prat, a commencé à se plaindre le 2 juin d'un manque d'appétit et d'un charbon à la fesse gauche ; dans la nuit il sentit une douleur vive à cette tumeur ; le troisième jour la fièvre le prit avec douleur de tête, la langue devint sèche, les yeux égarés, et on s'aperçut au pli de l'aine d'une petite tumeur grosse comme une noisette. Cette tumeur parvint à suppuration et le malade guérit.

Ces faits sont tirés d'une notice intitulée *Observations sur les causes de la peste de Marseille, etc.*, par MM. Didier, conseiller médecin du Roi, professeur à Montpellier, député de la cour près les pestiférés de cette ville ; Jacques Robert, docteur agrégé au collége des médecins de Marseille, ayant traité les malades avant et pendant le cours de la peste, tant dans la ville que dans les deux hôpitaux de la Charité et du Jeu du Mail ;

et Claude Rimbault, également médecin,
employé à Marseille pendant l'épidémie.

Tous déclarent avoir examiné les faits qu'ils
ont avancés avec toute l'attention et l'exactitude dont ils étaient capables.

L'auteur de la Relation historique de la peste
de Marseille (1), voulant combattre l'opinion
des médecins que nous venons de citer relativement à la prétendue contagion apportée par
le vaisseau de Chataud, mais ne pouvant dis-
convenir de la vérité des faits qu'ils ont rap-
portés, en ce qui regarde les parotides, les
bubons et les charbons, prétend que ces
accidents n'étaient point des signes de peste,
et il en donne pour preuve qu'il est peu de
villes où l'on ne voie chaque année quelques
malades atteints de ces sortes de tumeurs,
sans que cependant on puisse admettre que la
peste règne aussi fréquemment. Il veut que
pour qu'ils puissent être regardés comme un
caractère de cette maladie, ils soient accompagnés de contagion. Mais tous les efforts de
cet auteur n'empêcheront sans doute pas de
croire que dès l'année 1719, il a existé des
maladies pestilentielles, puisqu'il est lui-même
forcé de convenir que ces accidents ont eu

(1) Rel. hist., p. 390-392.

16.

lieu, puisque tout le monde les regarde comme des symptômes caractéristiques de peste, et qu'ici, ils doivent d'autant plus être considérés comme tels, qu'ils étaient accompagnés de fièvre. On ne peut faire la même remarque que notre auteur, on ne peut reconnaître que ces affections n'étaient pas accompagnées de contagion, sans tirer une conséquence qui n'est pas favorable au système dont elle est l'objet.

L'arrivée du bâtiment de Chataud, ni celle des autres navires venus peu après celui-ci, n'étaient donc pas nécessaires pour que la peste parût dans Marseille; il y a plus, c'est que les maladies qui ont régné immédiatement après le retour de ces divers bâtiments, ont été regardées par des médecins très-versés dans la pratique, comme n'étant point pestilentielles; elles n'ont présenté aucun caractère des maladies de ce genre (1). Les médecin et chirurgien en chef des infirmeries, MM. Michel et Guerard ou Gueirard, ont déclaré ne pas en avoir trouvé à ceux qui étaient confiés à leurs soins. M. Michel a écrit aux échevins: «Que les malades qu'on lui envoyait, n'avaient d'autre

____

(1) Rel. hist. de la peste de Marseille, 2ᵉ éd., p. 29, 30, 31, 51 et 109.

mal, les uns que l'ennui d'être enfermés, et les autres que la vérole, et qu'ils avaient plus besoin de mercure que d'autres remèdes. »

En considérant la facilité avec laquelle on se livre souvent à l'idée de causes occultes, lors même qu'on en a sous les yeux de très-frappantes, on ne sera point étonné que les Marseillais, déjà imbus des idées de la contagion de la peste, ayant entendu parler de l'existence actuelle de cette maladie dans quelques-unes des Échelles du Levant, se soient persuadés que telle était la source des maladies qui se sont développées dans la ville au moment de l'arrivée de quelques navires qui venaient de ce côté; on ne le sera point surt-out en admettant que quelques gens de l'art ignorants et disposés à flatter les idées de la multitude, ont porté un jugement conforme à ces idées, même sur les maladies les plus simples et les plus ordinaires (1); ce qui a donné lieu au médecin des infirmeries de tenir, auprès des échevins, sur les malades qu'on lui envoyait, le langage que nous avons rapporté.

Ce médecin est loin d'être le seul qui n'ait point admis la contagion.

(1) Traité de la peste par Senac, part. 1re, p. 482.

Suivant MM. Didier, Robert et Rimbault, déjà cités (1), les véritables causes se sont trouvées dans le climat, la saison, l'air, les vents et la disette. L'année 1719 fut stérile, les blés, l'huile, les vins manquèrent; les chaleurs furent excessives dans la Basse-Provence. Pendant ces chaleurs, qui durèrent tous les mois de juin, juillet et août, il ne fit presque plus de vent, celui d'est fut le seul qui régnât, et ce vent resta presque toujours très-calme et fort chaud; des pluies continuelles succédèrent aux chaleurs de l'été, les vents d'ouest soufflèrent avec violence : ces dérangements portèrent dans les corps le levain qui infecta la ville de Marseille. La corruption, la malpropreté, de mauvais aliments (2), de mauvaises digestions, l'abondance de mauvais fruits, la crainte, le désordre le firent éclater et le multiplièrent. Des morts subites, conjointement avec les fièvres accompagnées de bubons, de charbons et de parotides, avaient déjà annoncé quelques changements singuliers dans les corps ou dans les saisons. Ce n'est

(1) Traité de la peste par Senac, part. 1re, p. 2, 3 et 205.

(2) Comme pendant le siége que souffrit cette ville sous Jules-César.

pas, dit M. Senac (1), sans des témoignages authentiques que M. Didier s'attache à ces causes; il les établit sur la foi des registres publics ; il a fouillé les extraits mortuaires, il a fait des recherches dans plusieurs familles, il a examiné les cicatrices des charbons; par ses soins il a découvert par-tout des vestiges de la peste ; il nous a appris le nom des malades, les commencements et les progrès de leurs maux. »

M. Didier (2) s'expliquant encore dans deux autres notes sur ces causes, parle aussi de la cherté et de la mauvaise qualité des vivres, de la crainte et du désordre. Il dit positive-ment que ce sont ces causes que la médecine doit reconnaître, sans qu'il soit nécessaire de supposer une semence de peste répandue dans l'air ; enfin il traite de préjugé et de préven-tions les idées du public à ce sujet. Ce profes-seur a aussi remarqué que l'hôpital de la Cha-rité de Marseille, enveloppé des prétendus miasmes pestilentiels, n'a point éprouvé la maladie, tant que la bonne nourriture et la propreté durèrent; mais qu'ayant perdu ces deux avantages, la peste s'y déclara (3).

(1) Traité de la peste, part. 1re, p. 3.
(2) Id., p. 467, 481 et 482.
(3) Id., p. 355.

On dit que l'opinion des médecins de Marseille ne s'accorde pas avec celle de M. Didier. Mais de quels médecins parle-t-on ? On n'en nomme aucun, et nous en avons déjà trouvé plusieurs très-versés dans la pratique, dont quelques-uns étaient attachés aux infirmeries de cette ville, qui tiennent absolument le même langage que M. Didier. Ces médecins attestent qu'ils n'ont rien avancé que d'après un examen très-attentif. Nous trouvons en outre plusieurs praticiens des plus éclairés de Montpellier, qui, envoyés à Marseille comme M. Didier, et placés également sur le théâtre des faits dont il parle, ont pu de même en juger. Nous avons vu les magistrats eux-mêmes proclamer par une affiche qu'il ne s'agissait que d'une fièvre maligne déterminée par de mauvais aliments et par la misère. Citons quelques passages de la plupart des autres médecins les plus célèbres parmi ceux qui ont été employés dans cette peste.

« On n'est que trop convaincu (1), disent MM. Chicoyneau, Verin et Soulier, médecins de Montpellier, envoyés par la cour à Marseille, que la désertion et l'inaction de la plu-

______

(1) Traité de la peste par Senac, part. 1re, p. 243 et 276.

part des personnes qui pouvaient donner des
secours, le défaut de nourriture, des remèdes
et du service, le funeste préjugé d'être atteint
d'un mal incurable, le désespoir, la crainte
d'être abandonné sans aucune ressource; on
est, dis-je, convaincu que toutes ces causes
n'ont pas moins contribué que la violence du
mal à faire périr si subitement un très-grand
nombre de malades; puisqu'à mesure que
cette crainte mortelle de la contagion a diminué, qu'on s'est mutuellement secouru, que
la confiance et le courage ont pu renaître, on
a vu aussi diminuer sensiblement les progrès
et la violence de ce terrible fléau, et que nous
avons été plus heureux dans le traitement des
malades qui en étaient frappés. »

Dans les observations nombreuses que ces
médecins (1) ont communiquées, on trouve
toujours des causes évidentes de la maladie,
telles que les mauvais aliments, une diarrhée
excessive par suite d'indigestions répétées, la
crainte, le défaut d'exercice; notamment
chez des personnes renfermées dans leurs
maisons pendant plus de trois mois, et qui
n'avaient eu aucune communication avec les

(1) Traité de la peste par Senac, part. 1ʳᵉ, p. 245,
246, 269, 283, 309, 313, 317, 323.

personnes du dehors, une terreur extrême
pour le moindre sujet, l'usage journalier des
oignons, des parfums assez forts pour produire des étourdissements.

M. Bouzon(1), maître en chirurgie, commis
le 19 juillet pour visiter d'autres malades,
n'a reconnu chez eux que des fièvres vermineuses.

MM. Perrin, Audou et Robert, médecins
et MM. Croizet et Bouzon, chirurgiens (2)
chargés le 1er août de visiter de nouveaux malades, pour prononcer sur leur état auprès
des officiers généraux des galères, ne trouvèrent chez la plupart que des signes de vérole
ou d'indigestion, par suite de l'usage d'une
grande quantité de mauvais fruits.

M. Maille, professeur à Cahors (3), envoyé
de Paris, n'a vu la cause du mal que dans les
mauvais aliments, le blé pourri dans le fond
des vaisseaux, et les fruits.

Suivant M. Boyer, médecin de la marine
à Toulon (4), les aliments ont été les premières causes de la peste, et la terreur qui

(1) Rel. hist., p. 40.
(2) Id., p. 61-66.
(3) Id., p. 363.
(4) Id., p. 371.

l'accompagne, la source inévitable de sa propagation.

L'auteur de la relation historique de cette peste (1), qui ne peut être soupçonné de prévention contre la contagion, dit que la plupart des médecins de Marseille n'ajoutaient que très-peu de foi à la contagion. Il rapporte également que dès les premiers jours de l'épidémie, il s'exhalait des miasmes infects des maisons malpropres, dans la plupart desquelles il y avait de l'encombrement; que la maladie a commencé chez de pauvres gens (2), et dans une rue qui n'est habitée que par du menu peuple; il dit encore (3), ou du moins il fait entendre, qu'aussitôt qu'on a eu parlé de peste, il n'est resté dans Marseille que la populace. Il nous apprend aussi que chez ceux qui étaient les premiers atteints, on a toujours trouvé quelques dérangements de conduite auxquels on a rapporté, observe-t-il, la cause du mal (4); et que ceux qui étaient secourus dès le commencement, et à qui la bonne nourriture ne manquait pas, en réchap-

(1) Rel. hist., p. ıı3, ıı4.
(2) Id., p. ı02, ı10, 444.
(3) Id., p. ıı5 et suivantes.
(4) Ce jugement paraît n'avoir pas été conforme au sien, mais nous nous en tenons aux faits.

paient, mais que la ville était si dépourvue de bons aliments, et les malades si mal soignés d'ailleurs, que le mal devait aller toujours en croissant (1).

Bertrand (2), sur l'autorité duquel s'appuyent particulièrement les partisans de la contagion, rapporte que « dans la première période du mal et au commencement de la seconde, les malades rejetaient quantité de vers par le haut et par le bas, ce qui, joint à la cherté des denrées et à l'abondance des fruits qu'il y eut cette année, confirmait, ajoute-t-il, nos magistrats et nos citoyens dans la fausse opinion que cette maladie n'était qu'une fièvre maligne, causée par les mauvais aliments et par la misère. » Ici nous nous en tenons encore aux faits.

Il nous semble qu'en rapprochant les diverses observations qui ont été faites à cet égard, en les pesant bien, en considérant sur-tout celles de cet auteur lui-même, on reconnaîtra que telle fut en effet la cause des maladies de la première et de la seconde période, conjointement avec quelques autres causes évidentes; et que quand, vers la fin de cette seconde période,

(1) Rel. hist., p. 105, 110, 112.
(2) Id., p. 455.

la ville se trouva remplie des cadavres de malheureux, traités d'après toutes sortes de principes erronés, l'air fut infecté au point que
tous les gens aisés eux-mêmes qui sont restés
dans Marseille ont dû en être gravement in-
commodés.

Martin Arnoul qui, en 1722, a publié
aussi une histoire particulière de cette peste,
dit positivement que la disette (1) semblait
être d'intelligence avec la maladie. D'ailleurs,
ceux qui ne mettent pas la disette au nombre
des premières causes de la maladie, avouent
néanmoins qu'elle n'a pas tardé à survenir;
de sorte que le 3 août, le blé et le pain ayant
manqué, le peuple s'attroupa, courut de rue
en rue et insulta les boulangers dans leurs maisons; désordre presque inoui dans ce temps-là.
La plupart même disent que dès le commencement, le blé et toutes les autres denrées
étaient chers, et que les malades rendaient
beaucoup de vers, ce qui suppose dans les
voies alimentaires un plus ou moins grand
dérangement, qu'on doit attribuer à d'autres
causes qu'à la contagion. Enfin tous les auteurs

____

(1) Autre peste, dit Senac, non moins dangereuse
et souvent la source de la vraie peste. Traité de la
peste, part. 1re, p. 11.

mesure n'a sans doute pas manqué de produire sur les esprits, déjà alarmés et prévenus, une impression funeste, dont le malade lui-même, âgé de 14 ans environ, n'aura pas été exempt. La crainte, la consternation et le trouble des assistants, peut-être leurs gémissements et leurs plaintes, durent l'instruire des mesures alarmantes prises par rapport à lui.

Si l'on pense que la moindre contrariété, la moindre inquiétude peuvent avoir des suites très-fâcheuses, même dans une maladie légère; si on évite avec tant de soin tout ce qui peut en occasioner, ne doit-on pas croire que de telles mesures ont pu rendre mortelle une maladie qui dans le principe n'avait pas ce caractère par elle-même? Sera-t-on étonné en apprenant qu'effectivement ce malheureux enfant est mort au bout de peu de temps, et que sa sœur soit tombée malade? Que l'on se représente ce qui doit arriver dans une famille déjà plongée dans la douleur et dans le trouble, lorsqu'un des siens, se trouvant attaqué d'une maladie grave, elle voit prendre des mesures qui supposent qu'on la regarde comme portant déjà elle-même les germes d'une maladie à laquelle presque personne ne peut échapper ni survivre, et lorsqu'il entre dans ces mesures d'arracher cette famille à son do-

micile ordinaire et à toutes ses habitudes,
pour la disperser, et pour réduire chacune des
personnes qui la composent à un état d'emprisonnement. C'est ce qu'éprouva celle dont
nous parlons; tous les membres de cette famille furent forcés de se rendre dans des infirmeries appelées infirmeries des suspects.
Ensuite on a fait murer toutes les portes et les
fenêtres de la maison qu'ils occupaient. Au
reste, on a fait, dit un des historiens de cette
peste, regardé comme très-exact, sur ce malade, divers contes, où chacun a cru découvrir la manière dont il avait apporté le mal.....
Mais quand on a voulu les suivre et les approfondir, on a reconnu qu'il n'y avait rien de
certain en tout ce qu'on disait (1). »

La crainte était déjà tellement répandue
parmi les habitants, que des hommes attachés
aux infirmeries, par conséquent accoutumés
avec les malades, et même à toucher des cadavres, ne purent être déterminés que par la
force à monter dans cette maison, pour en
descendre le mort, ainsi que sa sœur, et les
transporter dans les infirmeries des pestiférés
avec tout le reste de leur famille. Cette nouvelle mesure, qui sans doute fit beaucoup

____

(1) Rel. hist. de la peste de Marseille, 2ᵉ édit.

d'éclat, aura produit l'impression la plus fâcheuse sur le public, non-seulement dans le quartier de ces premières victimes, mais dans toute la ville; qui, dès ce moment, dut être remplie de trouble et d'épouvante.

Le lendemain de la mort de cet enfant, on en usa pour une autre famille comme on avait fait pour la sienne.

Ensuite, comme si on eût craint que la terreur ne fût encore ni assez grande, ni assez répandue, on procéda à des perquisitions exactes dans la ville et dans les faubourgs, pour découvrir ceux qui avaient eu communication avec les malades. On fit également conduire aux infirmeries ceux qui parurent les plus suspects, et on enferma les autres dans leurs maisons, leur laissant des gardes pour les empêcher de sortir. Le simple rapport de quelques particuliers, dont l'avis devait être de bien peu de poids, suffit pour déterminer à cette cruelle séquestration, à cette espèce d'emprisonnement.

Ces mesures, ces perquisitions si propres à répandre davantage le trouble et l'alarme, furent prises même à l'égard des personnes attaquées de maladies reconnues pour être la suite de la disette, de l'usage de mauvais aliments et de chaleurs excessives. Il n'y avait

dans cette ville que très - peu de blé, de bois
et de denrées. Une grande partie du bois qui
se trouvait à Marseille fut employé, d'après
le conseil de quelques médecins, à des feux
allumés dans tous les carrefours, le long des
murs et devant chaque maison ; ce qui n'avait
pu qu'augmenter le mal, en augmentant la chaleur de l'atmosphère, et en l'altérant encore
par les produits de cette combustion.

En un instant, tout devint d'une cherté extrême ; souvent on ne pouvait rien avoir pour
de l'argent ; la populace, aussi misérable qu'a-
larmée, n'observait plus aucune police, et paraissait toujours prête à se soulever.

Les mesures déjà indiquées étaient très-pré-
judiciables, et on ne s'en était pas tenu là. Le
parlement d'Aix avait défendu (1), sous peine
de mort, de communiquer avec les Marseillais, et aux Marseillais, sous les mêmes peines ;
de communiquer avec leurs voisins. On avait
sans doute oublié l'inutilité et même les suites
funestes d'un pareil arrêt rendu en 1629
contre la ville de Digne, qui, de dix mille
ames qu'elle renfermait, fut réduite à quinze
cents (2). On établit un cordon de troupes au-

(1) Rel. hist. de la peste de Marseille, 2ᵉ édit., p.
46 et 47.

(2) De la Peste, par Papon. Voyez l'art. de cette peste.

tour de Marseille ; il y eut ordre de tirer sur ceux qui fuiraient cette ville , sous quelque prétexte que ce fût ; on se trouva dans la nécessité de garder trois mille mendiants étrangers, qui se trouvaient alors dans la ville , sans compter les pauvres de Marseille même, dont le nombre était encore plus grand. Les représentations des échevins à cet égard furent inutiles.

Si on reconnaît que la maladie n'attaqua guère que ceux qui étaient le plus exposés à la disette, à la malpropreté et aux intempéries ; si en effet c'est dans des rues étroites, malpropres , dont les maisons étaient petites, mal bâties et occupées par des indigents , qu'elle exerça ses premiers et ses plus grands ravages , on sera forcé de convenir que les mesures dont nous venons de parler ne pouvaient que favoriser ses progrès.

Cette maladie, déjà produite et aggravée par des causes assez puissantes et assez nombreuses, en rencontra par la suite de nouvelles encore, et toujours dans les mêmes sources , les mesures mal entendues.

La garnison du fort Saint-Jean , manquant de blé, et ne pouvant en avoir par d'autres voies, à cause de l'interruption des commu

nications , en demanda avec menaces du pillage. Des marchés renvoyés à deux lieues de
la ville , et soumis à des précautions qui
étaient autant d'entraves, en même temps
qu'elles entretenaient les idées les plus alarmantes , ne procurèrent pas des ressources
suffisantes ; le peuple au désespoir était sans
cesse prêt à se soulever et à s'égorger (1).

La précaution d'enlever les cadavres pendant la nuit, loin de diminuer la crainte du
peuple, ne fit peut-être que l'augmenter , en
causant une impression égale à ce qu'elle avait
d'extraordinaire. Bientôt les magistrats eux-
mêmes furent tellement troublés , qu'ils ne
furent plus en état de prendre les mesures nécessaires pour cet enlèvement. Les cadavres
s'accumulèrent dans les rues , et le bruit des
tombereaux, qui circulaient encore pour cet
objet, et plusieurs autres causes , également
la suite des mesures prises contre la prétendue
contagion, portèrent le saisissement dans tous
les cœurs.

Dans cette désolation générale, le commerce
étant interdit par une suite nécessaire de l'arrêt du parlement d'Aix , à l'exécution duquel

____

(1) Rel. hist. de la peste de Marseille , 2ᵉ édit., p. 53.
Hist. de la peste de Marseille par Martin Arnoul.

les autres villes et villages voisins n'étaient que trop disposés, la disette ne fit que s'accroître de plus en plus. Les boutiques, le collége, les églises, la bourse se fermèrent, les travaux publics et particuliers, seuls ressources d'une grande partie des habitants, se ralentirent, ou furent interrompus par suite de l'éloignement des marchands et des artisans (1), que la crainte avait fait fuir avant l'arrêt du parlement (2), et par suite du trouble que cette crainte occasionait dans ceux qui étaient restés; tous les lieux dont la fréquentation soutenait la société, ne furent plus que des lieux déserts; le cours de la justice fut arrêté; les religieuses sortirent de leurs couvents, les directeurs des hôpitaux, une partie des médecins et des chirurgiens, les intendants des bureaux de l'abondance, les officiers de justice, les conseillers de la ville et les autres magistrats disparurent et abandonnèrent ainsi leurs fonctions ordinaires. Il ne resta, parmi les ecclésiastiques, que les curés et les vicaires qui, à l'exemple de leur évêque, M. de Belsunce, déployèrent un courage héroïque et une cha-

(1) Rel. hist. de la peste de Marseille, 2ᵉ éd. p. 115.

(2) Le 27 août, les échevins furent obligés de faire une ordonnance pour rappeler tous les artisans. M. Arnoul, Hist. de la peste de Marseille, p. 65.

rité vraiment chrétienne. Un deuil affreux couvrait toute la ville, un morne silence régnait par-tout ; les parents et les amis se fuyaient ; chacun craignait de recevoir de son voisin le trait contagieux et lui inspirait la même crainte ; ainsi l'on s'enferma parce que tout devint suspect ; mais dans cet asile, où l'on cherchait à se soustraire à des causes imaginaires, la frayeur, la famine, le dénûment de tout secours répandaient le désespoir et la mort. Les malades s'accumulant de tous côtés, on vit régner dans les hôpitaux et chez les particuliers une confusion, un désordre et un encombrement de morts et de mourants, dont le souvenir seul fait horreur. Les gens de campagne, ordinairement empressés de vendre leurs denrées, ne voulaient plus les apporter dans Marseille ; chaque particulier semblait former une société à part. Les aliments les plus nécessaires ne furent pris qu'avec des précautions gênantes, et le métal le moins susceptible d'altération ne fut reçu qu'avec inquiétude. Marseille n'était qu'une vaste solitude remplie d'habitants cachés. Alors les hommes redoutaient pour eux-mêmes l'air extérieur, comme en 1815 nous avons vu les propriétaires des vaches le craindre pour ces animaux, quoiqu'il fût très-pur et très-salubre,

et que l'air intérieur ne pût être que très-dé-
pravé. Les pauvres ne pouvaient plus subsister,
ils allaient chercher dans les rues les secours
qu'ils auraient vainement attendus chez eux.
Ceux à qui la fortune semblait promettre des
ressources, éprouvaient la misère au milieu
des richesses ; les domestiques leur avaient été
enlevés. S'il restait quelques-uns des gens qui
se louent pour le travail, on se défiait de leur
état, et on n'osait pas s'en servir. Quel embarras pour les familles, s'écrie l'auteur de la Relation historique, pour celles même qui n'ont
pas encore été entamées ! Elles attendent que
l'extrémité de la faim oblige les plus coura-
geux de tous, à sortir pour aller chercher
de quoi sustenter les autres, et se soumettent
ainsi par une vaine crainte à toutes sortes de
privations et de véritables causes de mort.
Ceux qui n'ont pas eu le moyen de faire des
provisions, ou qui les ont consommées, sont
réduits aux dernières extrémités, ils vivent au
jour la journée ; les pauvres ne trouvent rien
à gagner, et les riches rien à acheter ; la misère devient la même pour tous.

Un grand nombre de malades sont séquestrés dans un grenier ou dans l'appartement le
plus reculé de la maison, sans meubles, sans
commodités, couverts de vieux haillons et de

ce qu'on avait de plus usé, sans autre soulagement à leurs maux qu'une cruche d'eau, qu'on avait mise en fuyant auprès de leur lit, et dont il fallait qu'ils s'abreuvassent eux-mêmes. Malgré leur langueur et leur faiblesse, ils étaient souvent obligés de venir chercher leur bouillon à la porte de leur chambre, et de se traîner ensuite pour regagner leur lit. Ils avaient beau gémir et se plaindre, personne ne les écoutait; on leur criait du plus loin que l'on pouvait qu'ils eussent bon courage, tandis qu'on abattait ce courage par ce cruel abandon : heureux si on leur laissait un domestique. Tout le reste de la famille s'enfermait dans l'appartement le plus éloigné de la chambre du malade, si même l'on ne désertait pas tout-à-fait la maison. Les enfants étaient abandonnés par leurs parents au hasard ou à la charité publique; les femmes enceintes ne voyaient dans leur accouchement qu'un abandonnement universel, la perte de leur fruit et la mort; on se repoussait dans les rues; les moins abattus se traînaient sur les portes d'où on les éloignait sans cesse; les plus heureux arrivaient à l'hôpital, où ils ne trouvaient que l'infection, la misère la plus affreuse, la disette, l'inhumanité; ils n'avaient pour lit que la terre ou des bancs de pierre.

Dans l'état déplorable où se trouvaient les malades, tout décélait le trouble de leur ame ; des yeux étincelants, un air effaré, le visage livide. L'un, brûlé par l'ardeur de la fièvre, demandait des rafraîchissements que personne ne lui donnait; l'autre, agité par des inquiétudes mortelles, poussait de longs soupirs ; un troisième, plus calme dans ses souffrances, voyait froidement expirer à ses côtés ses sœurs ou son frère. Le comble de l'horreur, c'était de voir quelquefois l'aspect de plusieurs cadavres dans un appartement où il y avait encore des malades. En vain le médecin employait tout son art pour les guérir et son éloquence pour les rassurer ; les précautions qu'il prenait en les approchant, démentaient ses discours. Ces malheureux recevaient enfin la mort, que leur état de dénûment, le manque absolu de tout secours et de toute consolation leur avaient fait entrevoir plus ou moins longtemps auparavant ; laissant à des parents ingrats une succession quelquefois immense, qui, dans ces derniers moments, ne leur avait été d'aucune utilité ; et le même homme qu'on avait craint d'approcher pendant sa maladie, il fallait le transporter, après sa mort, hors de sa chambre, de peur qu'en y pourrissant il n'infectât toute la maison.

Quelques-uns, qui, sans les idées funestes de la contagion, eussent pu recevoir dans leur maison toutes sortes de secours et de consolations, forcés par les besoins les plus pressants, se sont rendus à l'hôpital, tandis que d'autres ont mieux aimé mourir chez eux dans un entier abandon. « Voudra-t-on le croire, dit encore l'auteur de la Relation historique ? ceux même qui se sacrifièrent au service des pestiférés, se trouvèrent réduits à ces cruelles extrémités ! On en vit un exemple dans la personne d'un curé, que son zèle et sa charité avaient fait remarquer dans l'exercice de son ministère, et qui, atteint de la maladie, se trouva seul dans sa maison, sans domestique, sans voisins et sans espoir de trouver quelqu'un qui voulût lui donner même les moindres soins. Dans cet état il s'efforce de sortir, il va d'un pas chancelant frapper à la porte de plusieurs de ses paroissiens, il leur demande d'une voix mourante une retraite et des secours de charité ; par-tout repoussé, il revint dans sa maison y attendre la récompense due à ses travaux, et où, abandonné des hommes par suite des idées de la contagion, il expira seul entre les bras de la divinité. » Un chanoine de la cathédrale, d'ailleurs riche et à son aise, se trouvant dans sa maison dans le même délais sement, va se réfugier dans le clocher de son église, où il se flatte de recevoir des secours de la part de plusieurs personnes en santé qu'il savait s'y être retirées. Hélas ! au seul soupçon qu'il était atteint de la peste, chacun s'enfuit; il y mourut faute de secours. » Plusieurs autres personnes que leur ministère et leurs services semblaient devoir garantir de ces fâcheuses extrémités, des médecins par exemple, ont éprouvé à-peu-près le même sort.

De tous côtés c'était un spectacle d'horreur: on jetait par les fenêtres des corps à peine expirants; on les traînait sur le pavé, on jetait de même des matelas, des paillasses, des couvertures, des hardes, en un mot tout ce qui avait servi aux malades, ce qui devait contribuer beaucoup à la malpropreté et à l'infection. Tous les passages étaient bouchés; de quelque côté qu'on portât ses regards, on voyait des cadavres entassés et qui, presque tous pourris, étaient hideux à voir et répandaient, jusque dans les lieux les plus reculés, une puanteur insupportable; les rues en étaient couvertes, ainsi que les avenues, les places publiques, les carrefours et les quais; les malades, même des familles entières, étendus misérablement par terre, ou couchés sur un peu de paille et parmi les morts, en aug-

mentaient bientôt le nombre, après avoir
éprouvé l'ardeur d'un soleil brûlant pendant
le jour, la fraîcheur de l'air pendant la nuit, et
toutes les horreurs de la faim et de la soif;
des mères vivantes étaient à côté d'enfants
morts, et des enfants suçaient sur le cadavre
de leur mère un lait dépravé; les animaux domestiques, tels que les chiens et les chats, que
l'on tuait continuellement, parce qu'on les
regardait comme des conducteurs de miasmes
pestilentiels, formaient bien plus sûrement de
véritables sources d'infection, et se trouvaient
entremêlés avec les morts et les malades. Ces
charognes devenaient horribles par l'influence
extraordinaire que leur causait la putréfaction;
le port était couvert de celles qu'on y jetait
des environs; des hardes pourries, des immondices, qui n'étaient plus enlevées comme
à l'ordinaire par les gens de la campagne, s'é-
taient considérablement accumulées dans les
rues, où seules elles suffisaient pour répandre
l'infection par-tout; quelques malheureux, li-
vrés sans doute à l'abandon et au désespoir,
se tuaient en sautant par les fenêtres de leur
maison, ou se précipitaient dans la mer, ou
dans les puits, ou s'égorgeaient; on n'enten-
dait de toutes parts que cris, plaintes et gémissements; plus de deux mille cadavres amon-

celés restèrent plus de trois semaines exposés aux ardeurs du soleil , sur l'esplanade appelée la Tourette.

A la fin d'août et au commencement de septembre , tous les balayeurs ayant été chassés par la crainte, la ville se trouva remplie de fumier et d'ordures empestées (1). Alors le nombre des tombereaux pour le transport des cadavres fut porté jusqu'à vingt ; mais à peine avait-on vidé une rue ou une place, qu'elle se trouvait encore couverte de morts, dont le soleil dégageait de nouvelles exhalaisons ; des paysans pris par force, et que la violence seule également faisait travailler, n'ont pas suffi pour l'enlèvement des cadavres, qui croupissaient par-tout.

La frayeur s'était propagée au point que chaque intendant, chaque parlement s'était cru obligé d'interrompre toute communication, non-seulement avec Marseille , mais encore avec le reste de la Provence. Chaque ville, chaque province formait une peuplade à-part; tous les habitants étaient sous les armes pour se garder ; la France entière présentait l'appareil effrayant d'une guerre civile ; l'arrêt même du parlement défendait, sous des

____

(1) Rel. hist. de la peste de Marseille, p. 213 et 214.

peines très-sévères, d'apporter des denrées à
Marseille, et les barricades que les villes voisines avaient faites ne permettaient pas aux
Marseillais d'en aller chercher. Cependant
cette ville, si riche par son commerce, ne peut
se passer du secours de ses voisins, auxquels
elle fournit à son tour bien des commodités
qui leur manquent; ceux que la mer lui pro-
cure sont longs à venir et toujours incertains :
elle fut donc bientôt réduite aux extrémités
d'une disette générale.

« Malgré les secours immenses que reçut
Marseille, dit Arnoul déjà cité, cette ville n'a
pas laissé d'éprouver la disette, parce que pour
suffire à sa subsistance, il ne faut pas moins
que cette prodigieuse abondance que la seule
liberté du commerce et le concours des nations peuvent y apporter. »

On sait que quand il règne quelques causes
de terreur fondées ou non, et qu'il s'agit de
mesures à prendre pour se mettre à l'abri d'un
prétendu danger, et sur-tout lorsqu'il est question de causes occultes, les habitants des campagnes ne restent jamais en arrière. Lors de
l'épizootie qui régna en 1815, par suite des
calamités de la guerre, le paysans se repro-
chaient mutuellement la perte de leurs vaches,
en l'attribuant aux communications qu'ils

avaient entre eux. Nous avons vu deux femmes,
entre autres, se disputer avec chaleur à cette
occasion, et se menacer des poursuites de la
justice. Leurs vaches étaient mortes par l'as-
phyxie et par les autres causes dont nous
avons parlé. L'une de ces vaches, hermétique-
ment renfermée, comme beaucoup d'autres,
était échauffée de temps en temps par le four
de la maison, qui formait une saillie sur un
des côtés de l'étable. Les paysans des villages
voisins de Marseille se seront donc tenus le
plus possible en garde contre les communications. Le passage suivant, en faisant
voir qu'effectivement ils ont poussé fort loin
les précautions à cet égard, apprendra quel
en fut le résultat; il est tiré de Papon (1).

« La solitude, l'abandon, la disette, la privation sur-tout des choses les plus nécessaires
à la vie produisirent dans les campagnes des
maux sans nombre. On reléguait les pestiférés même dans les endroits les plus sales, on
ne les souffrait pas sous le même toit avec les
personnes en santé, comme si tout en eux eût
été contagieux, jusqu'à leurs regards et à leurs
cris (2). Plusieurs de ces infortunés étaient

(1) De la peste, t. 1, p. 307 et 308.

(2) En 1813, à Bautzen et à Dresde, nous avons vu
à-peu-près de pareils errements.

couchés à terre sur des feuilles d'arbres, ou sur la paille, d'autres languissaient dans des grottes ou dans des lieux éloignés de toute habitation. Une jeune fille fut renfermée dans une étable, où on lui jetait sa nourriture par une ouverture faite exprès. Quelques-uns éprouvaient à peine les premières atteintes du mal, qu'on les transportait sous un arbre, où ils n'avaient pour tout secours, qu'un peu d'eau et de bouillon, donnés avec une circonspection effrayante. Malgré ces précautions (1), le territoire se remplissait de morts et de mourants. »

Tel est à-peu-près le tableau que présentent tous les auteurs, des désordres et des ravages qui ont signalé cette épidémie ; tel est celui qui convient plus ou moins à toutes les épidémies où l'on a cru devoir admettre également la contagion et prendre les mêmes mesures.

Suivant des médecins contemporains, ce tableau, quelque affreux qu'il soit, est loin d'être exagéré (2). L'un d'eux, Bertrand, observé que les détails qu'il donne ne trouveront peut-être pas de créance ; mais il assure qu'ils

_____

(1) Il faudrait dire : par suite de ces précautions.

(2) Rel. hist. de la peste de Marseille, p. 132 et 133.

sont au-dessous de la vérité. « Pour concevoir toutes ces horreurs, dit un autre auteur, M. Arnoul, il faudrait se représenter à-la-fois tous les maux et toutes les misères humaines réunis ensemble ; encore n'aurait-on qu'une idée imparfaite des malheurs incroyables qui affligeaient l'infortunée Marseille. »

Si les calamités de la guerre devaient se renouveler parmi nous, si elles se prolongeaient, et que l'on dût croire contagieuses, comme on l'a fait à Paris en 1814, les maladies qu'elles occasionaient, nous verrions également renaître les désastres de Marseille.

Quoi qu'en aient dit quelques auteurs, comme nous l'avons déjà rapporté, il est bien constant qu'avant le 20 juin 1720, époque où la maladie s'est déclarée, Marseille souffrait de l'usage de mauvais aliments, d'une chaleur et d'une sécheresse extraordinaires. Or, ne peut-on pas, ne doit-on pas même admettre que ces causes ont pu suffire pour donner lieu aux maladies déjà développées, lorsqu'on s'est determiné à prendre les mesures subversives dont nous avons parlé ? Est-il besoin de tant de causes pour produire dans une cité aussi populeuse que Marseille, un aussi petit nombre de maladies ? S'il est facile d'expliquer ces premières atteintes du mal, sans recourir à autre chose qu'à des causes ordinaires, évidentes et étrangères au vaisseau du capitaine Chataud, comme à quelques autres arrivés peu de jours après lui, il ne l'est pas moins de se rendre raison des progrès rapides de l'épidémie, en considérant la durée de ces premières causes, leur prompt accroissement, celui de la disette sur-tout, et les autres résultats des mesures prises contre la prétendue contagion.

Si, dès le principe, au lieu de perdre le temps à des discussions oiseuses; si, au lieu de répandre les bruits les plus alarmants et de recourir à des mesures désastreuses, on en eût pris uniquement pour entretenir la propreté, l'abondance, le commerce et les travaux; si, au lieu de consumer presque tout le bois que l'on possédait à faire des feux partout, on eût au contraire rafraîchi l'air brûlant qui régnait, par des arrosements convenables; si on eût transféré dans des lieux aérés ceux qui habitaient les rues étroites et malpropres où la maladie a commencé, il est certain que l'épidémie aurait fait beaucoup moins de ravages. Nous pensons que la peste aurait cessé d'autant plus promptement, qu'on aurait laissé les communications plus libres. On a vu, on ne peut le révoquer en doute, que

18.

leur interruption a été absolument inutile, on a même remarqué que cette interruption fut suivie des inconvénients les plus graves (1).

La maladie avait paru dissipée du 10 au 16 décembre, mais une rechute se manifesta le 17. Dans cette récidive, malgré la prétendue multiplication des foyers de contagion, la peste ne fit pas tant de ravages que dans la première attaque. Les grands soins qu'apportèrent les magistrats pour empêcher que personne ne prît la fuite, et l'extrême attention qu'ils eurent de rétablir le calme dans la ville, les secours qu'ils venaient de recevoir et ceux qu'on leur envoya encore, secours qui les mirent en état de subvenir à tous les besoins du peuple, tout cela fut un contre-poison et un remède souverain contre les mortelles atteintes du mal (2).

Papon fait la même remarque qu'Arnoul. « Le gouvernement, dit-il, voulant faire cesser cet état désolant, qui tendait à la ruine du commerce, de l'agriculture et de l'industrie, rendit les communications libres. L'abondance et le bon ordre ayant été rétablis en même

______

(1) Voyez p. 99 particulièrement.

(2) Mart. Arnoul, Hist. de la peste de Marseille, p. 164.

temps, au moyen de secours considérables, bientôt la peste cessa (1). »

Les faits suivants s'accordent parfaitement avec ce qui vient d'être dit.

M. le chevalier de Langeron, chef d'escadre, chargé du commandement de Marseille, ayant proposé de désinfecter la ville, pour empêcher la peste de renaître, on le fit avec l'exactitude la plus scrupuleuse; on fouilla par-tout pour trouver des objets à désinfecter; mais la maladie n'en reparut pas moins dans le courant du mois de mars 1721. Cependant le peuple ne pouvant plus rester dans la contrainte, reprit ses anciennes habitudes, et la peste n'en fit pas plus de ravages; au contraire, dans le mois de mai, quoique le temps, plus chaud qu'à l'époque où la maladie avait paru se renouveler, dût être regardé comme plus propre à en favoriser la propagation, on vit cesser les alarmes, la ville se repeupla de plus en plus, et la maladie alla en diminuant. M. de Langeron parla d'une nouvelle désinfection, à l'occasion de quelques malades qu'il y eut à la fin de juin ; cette proposition ne fut point acceptée par rapport aux grands inconvénients qui en seraient résultés.

(1) De la Peste, tom. 1, p, 296 et 300.

pour le commerce ; d'ailleurs on se rappela l'inutilité de la première désinfection; et la peste en effet n'en cessa pas moins sans retour (1).

Papon rapporte les représentations faites par les négociants au sujet de la proposition de M. de Langeron. Ces représentations ne sont nullement favorables au système de la contagion.

Suivant Rapin Thoyras, pendant la peste de Marseille, on prit en Angleterre les mêmes précautions qu'en France. Des troupes furent envoyées en divers endroits, pour empêcher les communications. On devait prendre les mêmes mesures par-tout à la moindre apparence du danger. Les soldats devaient faire feu sur ceux qui entreprendraient de passer les lignes. On devait tirer par force de leurs maisons ceux qui deviendraient suspects, et les transporter dans des baraques. Un projet de bill fut dressé pour déterminer ces précautions. Mais ce bill parut fort extraordinaire. Ceux qui s'y étaient opposés crurent le sujet assez grave pour mériter une protestation. « Nous protestons, dirent-ils, contre les mesures en question, parce qu'elles ne peu-

(1) Papon, de la Peste, t. 1, p. 327 et 340.

vent être ni sagement ni utilement exécu-
tées... La seule appréhension de ces mesures,
au moindre bruit de peste, chasserait tous les
gens riches et aisés, et par-là, de même que par
les empêchements qui en résulteraient pour la
libre entrée des vivres, elle ferait mourir de
faim les pauvres, ruinerait le commerce, et
détruirait le peu qui reste de crédit public et
particulier. Les mesures contre lesquelles nous
nous récrions ne pourraient être mises à exécu-
cution que par une force militaire, et nous
craignons que les moyens violents et inhumains dont on pourra se servir dans les oc-
casions, au lieu de contribuer à faire cesser
la calamité dont nous pourrons être atteints,
ne fassent qu'attirer de nouveaux malheurs. »

On remarque ensuite que ces mesures employées en France ont été infructueuses. « De
manière que, dit-on encore, les états voisins
n'ont aucun encouragement ou motif à suivre un exemple si fatal. Dans la dernière peste
dont nous fûmes affligés, quoiqu'aucun de ces
moyens ne fût pratiqué, cependant le mal
(prétendu) contagieux, quelque grand qu'il
fût, ne se répandit jamais dans les endroits
reculés du royaume, et la ville de Londres,
où il parut d'abord, et où il régna avec le
plus de violence, ne perdit pas tant, à propor-

tion du nombre de ses habitants, que les villes de France où l'on a fait des expériences si cruelles. » On termine en disant : « On ne peut concevoir quelle utilité le public retirerait de tenir les esprits dans des alarmes continuelles (1). »

Avant de parler de la peste d'Aix et de Toulon, nous observerons que, suivant Senac, toutes les relations sur la route qu'a suivie la (prétendue) contagion pour se porter de Marseille à plus de cinquante villes ou villages, sont fondées sur des bruits qui ne peuvent être adoptés que par des esprits crédules ; qu'elles ne sont que des fables ou des conjectures qui se détruisent d'elles-mêmes. Il ajoute que les provinces voisines de Marseille, qui étaient, pour ainsi dire, inondées des écoulements de la peste , furent cependant préservées de ce fléau pendant trois années. Enfin il dit encore que les auteurs qui ont prétendu suivre les traces de la contagion , sont tombés dans la contradiction.

On ne parle que de marchandises dévalisées, enlevées furtivement. Mais on n'a rien vu; et en effet on ne cite rien de positif. Seulement, en prétendant que la contagion n'a pu passer d'un lieu à un autre que par de tels

(1) Histoire d'Angleterre, par Rapin de Thoyras.

moyens, on suppose que la chose s'est passée ainsi (1).

Pendant cette épidémie, M. Privat, médecin d'Alais, se moquait avec raison, dit M. de Sauvages, du peuple et des magistrats, qui rejetaient le retour du mal sur quelques communications illicites, ou sur l'importation de quelques marchandises infectées, et qui faisaient punir de *mort* ceux qui contrevenaient aux lois portées pour empêcher toute communication, comme s'ils avaient été coupables du retour de la peste. Suivant l'observation de ce praticien éclairé, en se purgeant lorsqu'il y avait indication, en respirant un air pur et frais, on pouvait impunément communiquer avec les pestiférés ; et même, moyennant ces soins, les premières atteintes de la peste n'avaient aucune suite, tandis que les malheureux que l'on renfermait dans le lazaret périssaient, dit encore Sauvages, « par la crainte même de la mort, qu'ils regardaient comme inévitable dans cet hôpital. Car, ajoute-t-il, la crainte et le désespoir sont les symptômes les plus funestes de cette maladie (2). »

(1) Traité de la peste, par Senac, part. 1re, p. 13 et 14.

(2) Nosologie méthodique, trad. du latin de M. de Sauvges, par M. Nicolas, t. 1, p. 552 et 553.

Peste d'Aix.

Au bruit de la peste de Marseille tous les habitants riches de la ville d'Aix, tous les chanoines, la plupart des religieux et religieuses de différents ordres se sauvèrent à la campagne. Tous les marchands et artisans fermèrent leurs boutiques et désertèrent en même temps ; de manière que M. l'archevêque et M. de Vauvenargues, premier consul, et procureur du pays, se trouvèrent presque seuls chargés d'une nombreuse populace composée d'une infinité de manœuvriers et de pauvres familles qui habituellement ne vivaient que de leur travail journalier, et qu'il fallut faire subsister depuis la fuite de tous ceux qui, auparavant, leur fournissaient des moyens d'existence. Huit mille personnes furent atteintes de l'épidémie, et il en mourut sept mille cinq cent trente-quatre. Plus de cent mille habitants, qui ne vivaient que de leur industrie, furent sans travail, et l'on eut encore à craindre la famine pour l'année suivante, parce que la plupart des terres restèrent incultes. On y remédia par des approvisionnements de toute espèce (1).

(1) Hist. de la peste d'Aix par M. Arnoul, p 178 et 179. Papon, de la Peste, t. 1, p. 369 et 371.

Peste de Toulon.

L'histoire de la peste de Toulon, par M. d'Autrechans , premier consul de cette ville, nous fournira également plusieurs sujets de remarque assez importants.

Le 3 décembre 1720 (1), une veuve infirme , nommée Tassy , mourut de langueur. L'un de ses héritiers, nommé Bonnet , étant mort également au bout de peu de temps , c'en fut assez pour donner l'alarme dans toute la ville. On s'assura de la famille et des locataires de la maison Bonnet , d'où on ne laissa sortir personne , jusqu'à ce que les médecins , chargés d'examiner le genre de mort , décidèrent que c'était une apoplexie. Le nommé Michel , second héritier , étant de même malade (2) , s'avoua atteint de la peste , tant son imagination était déjà frappée.

Cette déclaration ne prouvait rien autre chose que l'inconvénient que nous nous efforçons de faire remarquer. Elle n'était que l'effet d'un vaine terreur.

L'enlèvement de ce malheureux , qu'on effectua pendant la nuit , pour le transférer dans un hôpital , conjointement avec sa femme et

(1) On doit remarquer l'époque de l'année.
(2) De peur probablement.

son fils, ne put qu'accroître l'épouvante dont toute la famille était déjà saisie. Cette épouvante, promptement répandue dans toute la ville, sur-tout parmi les personnes qui avaient approché ces infortunés, dut paraître justifiée par le rapport du confesseur chargé (par les magistrats sans doute) d'approfondir la cause du mal. Cet ecclésiastique déclara qu'on ne pouvait l'attribuer qu'à la veuve Tassy, de cette femme infirme, morte de langueur (1).

D'autres personnes de la même famille se trouvant malades à leur tour, on les relégua dans leurs maisons de compagne, et on mit des gardes à leur porte. Sur quinze qui ont été malades, trois moururent. Ces événements suffirent pour déterminer à prendre des meres telles que, suivant l'auteur de la relation, la ville de Toulon se trouva dans un état de blocus absolu (2).

Si des hommes éclairés, des magistrats, des ecclésiastiques, peuvent croire qu'une personne morte à la suite d'une maladie de langueur, a communiqué la peste; s'ils regardent également comme atteint de mala-

(1) Rel. hist. de la peste de Toulon par M. d'Autrechans, p. 83, 84 et 85.

(2) Loco cit., p. 86 et 87.

die contagieuse, un homme mort d'apoplexie, quoique pour ces malades il ne soit question, ni de bubons, ni d'aucun autre symptôme propre à la peste, à plus forte raison le vulgaire peut-il se livrer à de telles idées.

Un médecin de la ville ose affirmer que les soupçons de peste, dont on effraie les habitants, sont sans fondement, c'est lui-même qu'on accuse d'ignorance; et cependant on ne lui oppose que deux personnes, auxquelles on donne une épithète qui suppose qu'on ne les croyait pas fort instruites : on les traite de brutes (1). Mais dans la circonstance on s'en rapportait à ces personnes, parce que leur déclaration flattait l'opinion publique. Que peuvent la vérité, le talent, la raison contre les préventions ?

C'est donc d'après les témoignages les moins sûrs, que l'on a pris les mêmes mesures et répandu les mêmes craintes que si l'on eût eu la plus grande certitude de l'existence d'une maladie contagieuse. « Dès le jour de Noël, dit M. d'Autrechans, Toulon fut comme une ville bloquée, dont la peste avait fermé tous les passages (2). »

(1) Rel. hist. de la peste de Toulon, par M. d'Autrechans, p. 89, 90, 91 et 92.

(2) Loco cit., p. 87.

Néanmoins ce même auteur a remarqué que la peste fait plus de ravages dans les villes où l'on a pris le plus de précautions, que dans celles où l'on n'en a pris aucune (1). Il rapporte aussi qu'à Toulon les pauvres ne touchaient pas d'aumônes, parce que les riches s'étaient enfuis; ce qui ne l'empêche pas de recommander lui-même les mesures les plus alarmantes et les plus capables de tout bouleverser, et sur-tout d'entraver le commerce (2).

Nous nous sommes arrêtés long-temps sur ce qui regarde cette peste de Provence, parce qu'il semble qu'on la considère comme un des points sur lesquels le système de la contagion est le plus solidement appuyé, et parce que nous avons cru, ainsi que nous l'avons déjà dit, y trouver au contraire de fortes preuves en faveur du système opposé.

De 1758 *à* 1760.　　　　*Angleterre.*

Cette peste est attribuée, par M. O-Ryan, à l'encombrement; le froid n'en arrêtait pas le cours (3).

(1) Relation de la peste de Toulon, par M. d'Autre-chans, p. 283 et 284.

(2) Loco cit. p. 3, 7, etc.

(3) M. O-Ryan, Mémoire sur l'usage d'enterrer les morts dans les églises.

1764.　　　　　　*Naples.*

Famine. La négligence et la crainte avaient
éloigné des malades, répandus çà et là dans
la ville, toute espèce de secours; circonstance qui devint la principale cause des progrès de la maladie. On observa que les infir-
miers et autres employés dans les hospices ne
contractèrent pas la maladie. Sarcone parle de
misérables exténués par la faim, courant de ville
en ville, couverts de haillons sales, puants,
réunis en grand nombre dans des habitations
étroites, basses et malpropres. Il parle aussi
de l'influence de l'air, de la famine et de
l'idée d'une misère invincible; et c'est à ces
causes qu'il attribue le mal (1).

1769.　　　　　　*Marseille.*

Pluies continuelles (2).

1771.　　　　　　*Moscou.*

Plusieurs médecins de cette ville déclarèrent qu'il ne s'agissait dans le principe que
d'une fièvre putride. Nous pensons qu'en effet
on trouve dans la relation de Mertens de
puissants motifs pour adopter cette opinion.

La maladie, que l'on dit avoir commencé

____

(1) Assalini, Observations sur la maladie appelée
peste, p. 44. Histoire de l'épidémie de Naples en 1764,
par Sarcone, p. 32, 33 et 63.

(2) Laugier, Art de faire cesser la peste, etc.

dans le mois de novembre 1770 par des in-
firmiers de l'hôpital militaire (1), ne s'est
communiquée à aucune autre personne dans
cet établissement (2); et dans le reste de la
ville, elle n'a paru que dans le mois de mars
1775 (3).

Quant aux véritables causes, l'année avait
été humide et pluvieuse jusqu'à la fin de décembre 1770 (4). C'est dans une fabrique de
draps, située près de la rivière, que sa nouvelle apparition eut lieu. Trois mille ouvriers
étaient occupés dans cette fabrique; les plus
malheureux furent les premiers atteints. Ils
logeaient au rez de chaussée (5). Parmi le reste
des habitants, la même classe a presque seule
souffert de l'épidémie (6). L'encombrement,
la malpropreté, l'humidité et la misère paraissent en avoir été les premières et les principales
causes (7). Les mesures dictées par l'opinion

(1) Traité de la peste, par Mertens, p. 4.
(2) Ibid., p. 5, 10 et 11.
(3) Ibid., p. 16.
(4) Ibid., p. 5.
(5) Ibid., p. 16.
(6) Ibid., p. 39 et 40.
(7) Mertens, loco cit., p. 5, 16, 27, 28, 39 et 40.
Pour ne parler ici que de l'encombrement, les autres
causes étant faciles à supposer d'après ce qui est dit
dans les endroits indiqués, l'encombrement, dis-je,
pouvait avoir lieu sur-tout dans la fabrique. Comme les

de la contagion en ont favorisé les progrès; en sorte que de simple qu'elle était d'abord, elle a pu devenir très-compliquée et très-funeste (1).

De 1780 à 1783.   *Rochefort.*

Le climat, la pesanteur de l'air, la pente de la ville au midi, les marais qui l'environnent, des chaleurs et une sécheresse extraordinaires, des vents calmes, constamment à l'est, une nourriture animale substituée, pour de nombreux étrangers, à la nourriture végétale, mal préparée, salée et quelquefois gâtée, l'usage de mauvaises eaux, l'encombrement; en voilà sans doute assez pour qu'il ne soit pas nécessaire de recourir à la contagion. Néanmoins cette cause est admise par M. Retz, qui a écrit sur les épidémies de cette ville. Si on ne savait combien les préventions influent sur notre jugement, on serait d'autant plus étonné de l'opinion de cet auteur qu'il a suivi ces maladies de 1780 à 1783; qu'il a remarqué les causes évidentes

draps qu'on y faisait étaient destinés pour l'armée, le nombre des ouvriers a dû être augmenté par rapport à la guerre que la Russie avait alors avec les Turcs; guerre qui a pu entraîner encore d'autres causes.

(1) Martens, loco cit., 19, 20, 21 et 45.

dont nous venons de parler ; et qu'enfin il a observé que les étrangers en étaient à-peu-près les seuls atteints. Il a vu aussi que le baromètre s'est tenu constamment de 28 pouces 2 lignes, pendant la plus grande partie de l'été. Il n'a pas manqué d'observer également que les habitants pouvaient aisément se procurer de meilleures eaux pour leur boisson.

Avant 1780, et notamment en 1694, il y avait eu dans la même ville des épidémies, qui furent de même attribuées à la contagion, et dont cependant les causes furent semblables. M. Chirac y est resté pendant toute la durée de l'épidémie de 1694, et il n'a reconnu également que des maladies endémiques, produites par les causes que nous avons indiquées, et par la famine.

1800   *Cadix.*

Hiver long et d'une excessive humidité, suivi de chaleurs brûlantes, de sécheresse, et d'un vent d'est, dont l'action fut toujours extrêmement accablante ; immondices et cloaques infects (1).

____

(1) Rapport sur la maladie épid. de Cadix, trad. de l'espagnol par Fr. Blin, p. 4 et 10.

Précis hist. de cette maladie par M. Berthe.

Suivant la remarque des médecins de Cadix, la chaleur et la constitution atmosphérique de l'été précédent furent les mêmes
qu'aux Antilles. On a vu par-là, ont-ils dit,
pourquoi ceux qui étaient nouvellement arrivés de ces contrées furent préservés. C'est
parce qu'ils étaient habitués à une pareille
température, tandis que les habitants de Cadix
en furent atteints par une raison inverse (1).

Cette épidémie ne présenta d'abord (dans
les premiers jours d'août) que des maladies
constitutionnelles simples, des fièvres gas-
triques, quelques angines bilieuses, des dy-
senteries de même nature. Mais vers le milieu
d'août, il s'y joignit des symptômes plus effrayants, qu'on remarqua dans le quartier
Sainte-Marie, placé à l'est de la ville, et dont
les rues sont étroites et ordinairement moins
propres que celles des autres quartiers. Elle
fut véritablement stationnaire dans le même
quartier. Ce n'est que par la suite qu'elle s'est
répandue dans toute la ville. Ainsi, non-seulement il est aisé de rendre raison de cette
épidémie sans recourir à la contagion, mais
on a la preuve qu'effectivement elle n'était pas

(1) Rapport sur la maladie épid. de Cadix, trad. de
l'espagnol par Fr. Blin, p. 4 et 19.

contagieuse. Si elle eût eu ce caractère, on ne l'aurait pas vue se borner pendant long-temps à un seul quartier (1). Car si les habitants d'un même quartier ont plus de relations entre eux qu'ils n'en ont avec ceux d'un quartier différent, ordinairement ils en ont assez avec ceux-là pour communiquer du moins à quelques-uns une maladie contagieuse dont ils seraient atteints. Mais puisque cette communication n'a point eu lieu, il n'existait pas de contagion.

On a dit que ce n'était que du 10 au 15 août que le caractère contagieux s'était manifesté dans des rues étroites et mal pavées. Tout ce qu'on aurait dû penser, c'est qu'alors elle était à son plus haut degré chez ceux qui n'avaient pas encore succombé, et que ses causes avaient acquis plus d'intensité. L'activité de ces causes dut en effet augmenter avec les chaleurs dans ces rues étroites et mal-propres, où régnait d'ailleurs la plus grande indigence; et ces causes ont dû finir par exercer leur influence, même chez les habitants des autres quartiers également exposés aux calamités que la guerre avait fait peser sur cette ville.

(1) Rapport sur la maladie épid. de Cadix, trad. de l'espagnol par F. Blin, p. 4 et 5.

On rapporte que vingt-huit religieux se trouvèrent dangereusement malades, après avoir assisté jusqu'à leurs derniers moments les habitants du quartier Sainte-Marie, et qu'ils s'accordèrent tous à dire qu'ils avaient constamment éprouvé auprès des malades une sensation des plus désagréables et des plus pénibles, à cause de l'odeur qu'ils avaient respirée. Cette odeur est un fait qui explique tout, sans la contagion. La conduite des religieux rappelle celle de M. de Belzunce dans celle de Marseille. Ces zélés ministres de la religion, respirant ainsi en même temps un air altéré qui régnait dans le quartier Sainte-Marie, et les émanations infectes des malades, éprouvant d'ailleurs beaucoup de fatigues, oubliant peut-être souvent leurs propres besoins, devaient tôt ou tard partager le sort des malheureux à qui ils prodiguaient leurs soins.

Dans la même année, on regarda aussi comme contagieuse une maladie épidémique qui s'était manifestée à l'hôpital Saint-Louis, à Strasbourg, à Marseille et à Nice. Mais les médecins de l'Hôtel-Dieu de Paris s'étant rendus à l'hôpital Saint-Louis pour examiner la nature de cette maladie, se sont convaincus qu'elle n'avait nullement ce caractère. Un examen moins exact, et fait par des hommes moins éclairés, eût laissé à la maladie la réputation de maladie contagieuse, peut-être même celle de peste (1).

1811 *Nemours, Fontainebleau, Melun,*
et 1812.   *Dijon, Auxerre.*

Pendant ces deux années, un assez grand nombre de conscrits et de prisonniers espagnols ont passé ou séjourné dans les départements de Seine-et-Marne, de l'Yonne et de la Côte-d'Or; et il y eut parmi eux une mortalité considérable qui fut attribuée à la contagion.

Les symptômes de la maladie étaient les suivants : selles fréquentes, rarement sanguinolentes; coliques assez vives, mais sans tenesme, au moins dans la plupart des cas; état saburral peu prononcé; souvent persévérance de l'appétit, sur-tout dans la première période; une soif modérée; diminution progressive des forces; amaigrissement; fièvre lente, suivie de bouffissures ou d'une véritable adynamie. Quelques-uns mouraient d'épuisement sur les chemins, en descendant de voiture, en entrant à l'hôpital; d'autres avaient des catarrhes pulmonaires, des dy-

(1) Observations du docteur Reutie sur cette épidémie.

senteries, des angines. On remarquait un assez grand nombre de cas de gangrène des extrémités inférieures et quelquefois du nez ; des rhumatismes articulaires, sur-tout aux pieds ; quelques fièvres intermittentes ; un certain nombre de fièvres adynamiques, simples ou compliquées, et sur-tout des fièvres ataxiques avec pétéchies. Tels sont les caractères remarqués par les médecins envoyés par le gouvernement dans les départements indiqués ; tels sont ceux que nous avons observés nous-même dans l'hospice et dans les prisons de Nemours.

Qu'y a-t-il dans ces affections qui n'ait dû être le résultat des causes auxquelles ces prisonniers étaient exposés, et qui consistaient principalement dans une constitution humide et froide, dans l'encombrement, la nudité, une mauvaise nourriture, la nostalgie, des fatigues, etc.

Là où ces causes n'ont pas existé, il n'y a point eu de malades, et par-tout où elles se sont présentées, les maladies furent d'autant plus nombreuses et plus graves, que ces mêmes causes furent elles-mêmes plus multipliées et plus intenses ; et dès qu'elles eurent cessé, la maladie s'est dissipée. Dans le même temps beaucoup d'habitants des villes et des campagnes qui n'avaient eu aucune communication avec les prisonniers, mais qui avaient été également exposés aux intempéries, éprouvèrent les mêmes affections (1).

L'épidémie, très-meurtrière pendant l'hiver, disparut à l'entrée de l'été. A Melun, M. Lajoie, médecin de la maison de détention, secondé par une administration éclairée, toujours disposée à remplir les vues utiles, ayant fait transférer au premier étage les malades qui d'abord étaient au rez de chaussée, aussitôt la mortalité cessa (2). A Fontainebleau, sous les auspices de M. Paulet; à Nemours, dans l'hôpital dont nous étions chargé, les malades ayant toujours été placés dans un étage élevé, où de larges fenêtres donnaient un libre accès à l'air et à la lumière, ces malheureux ayant d'ailleurs été l'objet de soins particuliers de notre part, nous avons toujours eu la satisfaction d'obtenir les plus heureux résultats. Cependant la plupart étaient gravement affectés. Au moment de leur entrée, ils étaient couchés deux à deux dans le même

(1) Journal de médecine de MM. Corvisart, Roux et Boyer, 1812, août; Bulletin de la faculté, p. 138.

(2) Loco cit., août 1812, Bulletin de la faculté, p. 137; et janvier 1813, Bulletin de la faculté, p. 246.

lit, et l'on avait été forcé d'en mettre même dans des espaces ordinairement libres. Enfin aucune des personnes attachées au service de notre hôpital ne fut atteinte de la maladie.

Touché du dénûment et de l'état déplorable de la santé de ces prisonniers, lors de leur arrivée à Nemours ; persuadé que la nudité était une des principales causes de leur maladie, nous avons fait en sorte qu'aucuns ne quittassent Nemours sans recevoir les vêtements dont ils manquaient. La plupart n'avaient ni bas ni souliers. Beaucoup n'avaient même aucune sorte de coiffure, et quelques-uns étaient en même temps sans chemises ou sans habit.

Quelque inconvénient qu'il pût y avoir pour nous dans l'accomplissement de ces devoirs, nous nous rendions souvent dans les prisons. Nous y allions sur-tout les jours de correspondance pour visiter tous les nouveaux prisonniers. Nous voulions que ceux chez qui la maladie ne s'était point encore déclarée eussent part, comme les malades, aux distributions que nous faisions faire, afin d'arrêter le mal à sa source.

1813   *Bautzen, Dresde, Geringswalde en*
et   *Saxe, Josephstadt en Bohême,*
1814.   *Mayence et beaucoup d'autres lieux*
            de l'Allemagne; la ligne occupée par
            les armées depuis le Rhin jusqu'à
            Paris, et Paris lui-même.

Vers la fin de l'été de 1813, il s'est trouvé
à Bautzen, capitale de la Haute-Lusace, beaucoup de soldats français attaqués de diverses
affections fébriles. Alors le public et les magistrats eux-mêmes voyaient par-tout la contagion, et, sous prétexte de s'en garantir, ils de-
mandèrent qu'on évacuât sur d'autres lieux
ces malades, sans qu'on sût où il se présente-
rait pour eux d'autres ressources. Cependant
me trouvant dans cette ville, à cette même
époque, je ne vis aucune trace d'une telle
cause, quoique je fusse chargé de tous les établissements, dont le nombre était de six,
quoique je visse des malades dans plusieurs
maisons particulières; et qu'enfin j'eusse moi-
même été atteint de la maladie.

Les symptômes furent à-peu-près les mêmes
que ceux que nous avions remarqués en France
parmi les conscrits et les prisonniers espagnols. Il y eut sur-tout des nausées et de la
diarrhée, suite de mauvaises digestions occasionées elles-mêmes par une nourriture inac-

coutumée, ou par des alternatives de privations et d'excès ; par l'usage de mauvais fruits, et par plusieurs autres causes auxquelles on est exposé au milieu des armées, particulièrement dans le cas de grands désastres. Chez moi la maladie était causée par des aliments de difficile digestion, qui d'ailleurs n'étaient pas de mon goût, et principalement par la fatigue que j'éprouvais dans des visites prolongées souvent, malgré un besoin pressant de prendre quelque aliment, beaucoup au delà de l'heure ordinaire de mes repas, et dans lesquelles je respirais un air infect, altéré par les évacuations abondantes des malades, par une malpropreté extrême, et par l'encombrement. La plupart des malades n'avaient pour lit que de la paille qui avait déjà servi successivement à plusieurs autres atteints d'une diarrhée considérable. L'atmosphère qui les entourait et que je respirais comme eux, devait être extrêmement méphitique, mais non contagieux, dans le sens étendu qu'ordinairement on donne à ce mot.

L'existence de toutes les causes évidentes indiquées dispense, il nous semble, d'admettre la contagion ; et ce qui prouve qu'elle n'était ici pour rien, c'est la guérison parfaite des malades malgré la susceptibilité des récidives (1). Parmi ceux qui en éprouvèrent, nous citerons M. Four, l'un de mes adjoints à Dresde, médecin dont nous avons vivement regretté la perte. Il succomba à une troisième attaque. Cette récidive, comme la première, eut lieu sans qu'il ait été exposé à aucun nouveau prétendu foyer de la contagion. Il était constamment entouré de fumigations sulfuriques, que ses hôtes avaient grand soin d'entretenir. Pour moi, au lieu de recourir à de tels moyens, j'ai repris mons ervice dans un moment où je ne pouvais encore marcher qu'avec peine, où le nombre des malades se trouvait considérablement augmenté, et cependant ma convalescence n'en a pas moins suivi la marche ordinaire; seulement elle a peut-être été un peu plus longue que si j'eusse toujours respiré un air salubre. J'attribue l'avantage de ne pas avoir éprouvé de rechute, malgré la durée de mes visites dans les divers établissements dont j'étais chargé, et où régnait toujours un air infect, j'attribue cet avantage au soin de me tenir mieux en garde contre les causes évidentes auxquelles il m'était possible

(1) Voyez plus haut l'article sur la difficulté d'expliquer la cessation de la peste dans le système de la contagion.

de me soustraire. Si la contagion eût existé,
j'en aurais été d'autant mieux atteint de nouveau, que mes visites étaient plus longues et
plus pénibles qu'avant ma maladie.

La crainte des habitants de Bautzen relativement à la contagion, leurs instances pour
l'évacuation des nombreux malades traités
dans cette ville, nous engagèrent à nous rendre auprès de l'un de ses premiers magistrats,
spécialement chargé de ce qui concernait les
hôpitaux, afin de lui témoigner le désir de
concilier autant que possible l'ordre et l'éco-
nomie avec les besoins impérieux des malades,
et sur-tout de le rassurer par rapport à la contagion. Quoi qu'il en soit, les ravages de la
maladie n'ont été que proportionnés à l'état
des malades qui nous arrivaient, aux privations, à l'encombrement et à la nostalgie qu'ils
éprouvaient ; et ils n'ont point été aussi considérables qu'on le redoutait généralement.

A Dresde où nous nous sommes rendu par
suite de l'évacuation de Bautzen, nous avons re-
trouvé les mêmes causes évidentes et les mêmes
maladies. Ces causes étaient plus nombreuses
et plus intenses qu'à Bautzen, les maladies
furent plus opiniâtres et la mortalité beaucoup plus considérable. Parmi les causes qui
se sont présentées dans la ville de Dresde,

nous parlerons du manque, dans plusieurs hôpitaux, de tous moyens propres à couvrir les
malades, et à les mettre ainsi à l'abri de l'air
froid et humide qui presque toujours a régné
dans cette ville, dont le site a par lui-même
ce défaut, qui d'ailleurs domine ordinairement
par-tout dans la saison où nous étions; c'était
l'automne.

Un très-grand nombre de soldats n'avaient
d'abord qu'une diarrhée simple, même sans
pyrexie. Mais la perte de la plupart d'entre
eux n'en était pas moins certaine. Le froid
continuel qu'ils éprouvaient, sur-tout aux
pieds (1), devait être un obstacle à leur guérison, d'autant plus invincible, qu'il était accompagné de beaucoup d'autres causes évidentes résultant du désordre et de la pénurie réelle qui régnaient par-tout. Les idées de
contagion vinrent s'opposer à l'intention que
nous avions de procurer à ces malades du
moins quelques moyens de suppléer aux couvertures dont ils manquaient : les ordres
même à cet égard de M. l'intendant général
Dumas et de M. l'ordonnateur Marchand,
furent absolument sans résultat

____

(1) Beaucoup de soldats n'avaient ni bas, ni souliers;
mais presque tous avaient encore d'assez bons habits.

Une mortalité aussi considérable eut lieu à Leipsic, à Mayence, et dans plusieurs autres lieux de France et d'Allemagne où les mêmes causes évidentes ont existé. Nous nous arrêterons seulement encore ici à ce qui regarde Geringswalde, Josephstadt et Paris.

Une colonne de l'armée française, sortie de Dresde, après la capitulation du mois de novembre 1813, ayant passé dix à douze jours dans la petite ville de Geringswalde en Misnie, un assez grand nombre de soldats y sont tombés malades par suite du changement qu'ils éprouvèrent dans leur genre de vie.

Ces troupes passèrent tout-à-coup d'une vie très-active et de l'air libre des redoutes à l'inaction la plus absolue, et au milieu d'une atmosphère altérée par suite de l'encombrement et de plusieurs autres causes. Logés d'abord souvent au nombre de cinq à six et même quelquefois de huit à dix chez des gens avec lesquels ils partageaient une chambre déjà trop étroite pour leur famille, ils ne tardèrent pas à éprouver des dérangements plus ou moins graves. On concevra sans doute aisément combien la santé de ces soldats, et même celle de quelques-uns de leurs hôtes durent souffrir, sur-tout en remarquant que ces malheureux se tenaient constamment auprès des poêles, et

qu'ils s'appuyaient même dessus, de manière
à ne respirer que l'haleine les uns des autres.
L'air dont ils étaient entourés était d'autant
plus vicié que la chambre qu'ils occupaient
n'avait pas de cheminée, et que le froid extérieur (1) engageait à tenir exactement fermées les portes et les fenêtres, qui pour la
plupart étaient doubles et bien calfeutrées.
D'ailleurs presque tout leur temps se passait
entre le lit, le feu et la table. Au lieu d'être
réduits à des rations très-bornées, comme
dans un temps où ils faisaient un service très-
fatiguant, pour l'ordinaire ils mangeaient
sans mesure. Aussi leur maladie se trouvait-
elle presque toujours compliquée de diarrhée,
quelquefois même elle ne consistait que dans
cette affection. Nous trouvant à Geringswalde
en même temps que cette colonne, nous nous
sommes élevé contre les inconvénients qui
viennent d'être signalés, mais c'était à-peu-près
en vain. Les idées de contagion nous étaient
encore opposées, et elles l'emportèrent sur la
confiance que l'on voulait bien nous accorder
d'ailleurs.

On voit constamment les épidémies résulter
de causes évidentes et cesser avec ces causes;

______

(1) Nous étions à la fin du mois de novembre; il ge-
lait alors fortement.

ce double rapport qui peut n'être pas toujours également facile à reconnaître, a été très-sensible dans le cas que nous allons rapporter.

A Josephstadt, en Bohême, neuf cents soldats environ, sur moins de trois mille qui avaient aussi fait partie de la garnison de Dresde, et qui furent envoyés à Josephstadt, moururent du 25 décembre 1813 au commencement du printemps de 1814, par suite des causes dont nous avons parlé pour Geringswalde, c'est-à-dire l'encombrement, l'excès des aliments, le défaut d'exercice, etc.

La maladie avait aussi été attribuée à la contagion par les officiers autrichiens et par les Français eux-mêmes.

Dès les premiers moments de l'arrivée de cette colonne, que nous avions été chargés d'accompagner, nous signalâmes les véritables causes. Nous avons en même temps averti de leurs suites funestes et indiqué les moyens de s'y soustraire; mais nos avertissements et nos conseils, bien goûtés par les officiers, qui s'en sont toujours loués, échouaient auprès des soldats. « Nous savons bien, disaient-ils, que nous avons apporté cela de Dresde, et qu'il faut que nous y passions tous. » Ce préjugé nous offrit d'abord des difficultés presque invincibles. Cependant des exemples nom-

breux et nos représentations journalières des-
sillèrent enfin les yeux. Au bout de quelque
temps, les soldats reconnurent comme leurs
officiers l'avantage des précautions que nous
leur avions recommandées. Ils se conformèrent
à nos avis si souvent réitérés. Des règles particulières pour le régime, pour l'entretien de
la salubrité, pour divers genres d'exercices
très-variés, tout fut alors exécuté ponctuel-
lement. A notre sollicitation, le général autrichien qui commandait dans la place, donna les ordres nécessaires pour ces divers objets ; et la mortalité cessa aussi promptement
qu'elle avait commencé.

On remarquera que cette mortalité qui
était survenue dans un temps très-froid, cessa
précisément à l'entrée du printemps ; ce qui
ne s'accorde point avec le système de la contagion, suivant lequel la chaleur favoriserait
la propagation de la maladie. On observera en
outre que cette cessation eut lieu dans les endroits même regardés comme renfermant les
principaux foyers de la contagion, sans qu'il
y ait eu d'autres changements que ceux dont
l'idée nous avait été suggérée par l'évidence
des véritables causes. Enfin une autre preuve
qu'il ne s'agissait pas de contagion, c'est que
les soldats, seuls exposés aux causes dont

nous avons parlé, furent aussi, à peu d'exceptions près, les seuls qui tombèrent malades. Les officiers qui entretenaient avec eux les communications les plus intimes et les plus fréquentes, jouirent en général d'une assez bonne santé. Si quelques-uns devinrent malades, ils en reconnurent aisément la raison, et s'étant alors soumis plus exactement à nos prescriptions, leur maladie fut légère et de très-courte durée. Souvent elle s'est bornée à un simple malaise et à de l'anorexie. La mortalité parmi eux fut presque nulle.

Cette épidémie nous semble avoir présenté des résultats assez importants pour que nous entrions dans de plus grands détails.

Josephstadt est une forteresse établie sur un petit plateau qui s'élève à trois lieues des monts Sudètes ou des Géants, dans une plaine assez salubre et sur le bord oriental de l'Elbe. Cette forteresse ne contient que les bâtiments nécessaires dans une ville de guerre, et quelques maisons de marchands. Les rues sont larges et tirées au cordeau, à l'exception de celles qui répondent à l'enceinte, dont elles suivent la forme ovalaire. Le côté du sud-est n'est occupé que par des chantiers; il s'y trouve même d'assez grands espaces encore entièrement libres. Ainsi l'air peut circuler aisé-

ment dans cette place. Mais les Français furent
renfermés dans une caserne de deux cents pieds
de long, sur cent vingt de large à-peu-près.
Ils en occupèrent le côté du sud-est et celui
du nord-ouest, dont chacun présente deux
étages qui contiennent des chambres de trente-
cinq pieds de long, et de dix-neuf pieds de
large, et d'autres chambres de dix-huit pieds
de long et de seize de large. On mit jusqu'à
cinquante hommes dans quelques-unes des
plus grandes, et jusqu'à trente dans quelques-
unes des plus petites. Si dans les autres l'encombrement était moindre, il fut cependant
encore assez considérable. L'air de ces chambres fut donc bientôt vicié par suite de cet
encombrement ; plusieurs autres causes contribuèrent encore à l'altérer.

Un grand nombre de sous-officiers et de
soldats se mirent à fumer. Bientôt la salive,
dont la fumée du tabac provoquait l'écoulement, répandue en abondance sur le plancher,
forma avec la poussière qui devait s'y ren-
contrer une couche épaisse d'ordures qui en-
tretenait une humidité continuelle et contri-
buait, par les miasmes qu'elle exhalait, à produire l'odeur désagréable qui se faisait remarquer dans chaque chambrée. Le froid qui
régna sans interruption depuis le moment de

l'arrivée de la colonne jusqu'au mois d'avril, empêchait de tenir les fenêtres long-temps ouvertes. Il empêcha également les soldats de descendre dans la cour pour s'y promener ; il en empêcha sur-tout ceux qui n'avaient pas de bonnes chaussures , dont le nombre était assez considérable. Si quelques-uns s'y rendaient , ce n'était que pour peu d'instants et pour rester presque immobiles sur la glace ou sur la neige. L'air des chambres se renouvelait d'autant moins que le vent fut assez constamment très-modéré. L'air même de la cour n'était pas très-vif, parce que de tous côtés elle est entourée par deux étages et des greniers très-élevés. Des latrines établies vers le milieu des corridors, et où régnait une grande malpropreté, fournissaient aussi des miasmes infects qui se répandaient au loin, de manière à pénétrer même dans les chambres. Imaginant pouvoir purifier l'air , non-seulement par l'usage de la pipe , mais encore par d'autres fumigations , on faisait brûler en outre dans les chambres, sur des charbons ardents, de la graine de genièvre et quelques autres substances analogues , ou même plus nuisibles encore. Ce n'est qu'avec une peine infinie que nous parvînmes à faire sentir les inconvénients et l'inutilité de ces fumigations.

D'ailleurs les soldats se tinrent moins proprement qu'à l'ordinaire ; ils se livrèrent à la nostalgie. Leur pain était un peu aigre, et cette saveur, qui semblait se développer davantage dans le bouillon, rendait leur soupe sur-tout assez désagréable. Cette nourriture, qui pouvait être assez bonne pour les anciens habitants du pays, pouvait aussi ne l'être pas pour nos soldats, qui n'y étaient point accoutumés. Peut-être encore était-elle trop abondante, vu l'oisiveté absolue dans laquelle ils vivaient, et les autres circonstances où ils se trouvaient (1). Enfin ils couchaient immédiatement sur le plancher, et se trouvaient par-là au milieu du gaz acide carbonique abondant que devait produire la respiration de tant d'hommes entassés, et qui, par son poids, se maintenait toujours dans les couches inférieures de l'atmosphère : en général, ce plancher était peu garni de paille.

D'après tout ce qui vient d'être rapporté, on ne sera point étonné qu'au bout de peu de temps, il y ait eu beaucoup de malades ; et on

(1) Dans un autre temps ils auraient pu ne point avoir assez de deux livres de pain qu'on leur donnait, avec un quarteron de viande et une assez grande quantité de pommes de terre ; alors ces rations étaient plus que suffisantes.

admettra sans doute volontiers, que l'opinion qui donnait la contagion pour origine à cette épidémie était mal fondée. Ce qui suit, en démontrant mieux encore cette erreur, fera peut-être voir en même temps combien elle devint funeste.

On reconnaîtra que les causes indiquées étaient les seules auxquelles la maladie puisse être attribuée, en considérant la classe des individus qui en furent atteints, les symptômes qui la caractérisaient, les moyens qui ont paru les plus appropriés, et la différence entre la mortalité qui eut lieu à la caserne où furent traités un grand nombre de malades, et celle qui eut lieu dans les hôpitaux. Nous allons entrer dans quelques détails sur chacun de ces articles.

1° Les sous-officiers, plus éclairés et plus dociles en général que les soldats, se sont pour la plupart mis à l'abri de ces causes. Chargés de surveiller les soldats, de pourvoir à différents besoins de leurs compagnies respectives, et d'entretenir des relations avec le commandant de la caserne, ils trouvaient en cela seul quelques moyens d'exercice et de dissipation. D'ailleurs ils savaient mieux s'en créer eux-mêmes, et ils se sont conformés les premiers à nos conseils. Si quelques-uns éprou-

vèrent des atteintes, devenus alors plus dociles encore, ils furent pour la plupart préservés des suites, sans avoir fait usage d'aucun
médicament. Les soldats au contraire, qui
semblaient ne prendre aucune part aux moyens
de distraction qui pouvaient se présenter, et
qui, persuadés que le mal provenait de la contagion, ne faisaient rien pour en éviter les véritables causes, furent presque tous gravement malades; un grand nombre même suc-
combèrent.

2° Voici quels étaient les principaux symptômes de la maladie.

Ordinairement, plusieurs jours avant l'invasion, les malades éprouvaient du dégoût,
du malaise et un sentiment de lassitude. Au
moment où la fièvre se déclarait, l'anorexie
devenait plus considérable, et il s'y joignait
des nausées, souvent même des vomissements,
de la diarrhée, des frissons irréguliers, la
soif, la céphalalgie et des douleurs dans les
membres. Chez la plupart la langue était hu-
mectée et se couvrait d'un enduit muqueux
et jaunâtre très-épais.

La durée de la maladie varia beaucoup. Elle
a toujours paru relative au régime et à l'empressement plus ou moins grand pour l'usage
des médicaments convenables. Chez quelques-
uns, elle ne fut que de trois ou quatre jours;

chez d'autres, elle fut de douze ou quinze, et chez d'autres encore, elle fut un peu plus longue.

Les rechutes furent très-fréquentes ; mais elles n'eurent lieu que chez ceux qui eurent à se reprocher quelques imprudences, sur-tout dans le manger, et chez ceux que le découragement, la nostalgie empêchaient de faire l'exercice dont ils étaient capables.

3° Quant aux médicaments, le tartrite de potasse antimonié, ou l'ipécacuanha, pris dans les premiers moments, fit souvent cesser très-promptement tous les symptômes. S'ils continuaient, les boissons acidules paraissaient les mieux appropriées, tant par rapport au goût des malades, que par rapport à la nature de la maladie.

Lorsque dès les premières atteintes on a eu recours à la diète, à un exercice modéré, et pris hors de la chambre, on a presque toujours été à l'abri des suites. Chez ceux qui s'écartaient de ce régime, les symptômes s'aggravaient rapidement et souvent même devenaient mortels.

La maladie fit de grands ravages en peu de temps, à une époque où, conservant encore les idées de la contagion, on ne s'attachait pas à éviter les véritables causes.

4° Sur près de quatre cents malades traités avant le 20 février 1814, à la caserne, dans le côté du sud-ouest, dont je m'étais chargé particulièrement, trente-cinq seulement sont morts. La même proportion, à-peu-près, eut lieu dans le côté du nord-est, où un de mes confrères faisait également la visite (1); et sur trois cent six, traités dans les hôpitaux, il en est mort cent quarante-trois.

Depuis le 20 février, presque personne n'est mort à la caserne. Cependant le 1er avril, il y avait, au rapport du commandant des hôpitaux, 750 décès, et le 25 mai, époque de mon départ pour rentrer en France, il y en avait plus de 900. Ainsi la mortalité a été beaucoup moindre dans l'endroit regardé comme le foyer de la contagion, c'est-à-dire dans la caserne, que dans les autres endroits.

Si après le 20 février la mortalité fut encore très-considérable dans les hôpitaux, c'est probablement parce que l'air et le régime de ces lieux ne convenaient point aux malades. Si dans la caserne il n'est mort presque personne,

____

(1) Presque tous les soldats étant tombés malades en peu de temps, deux hôpitaux, dont un venait d'être établi à cette occasion, devinrent bientôt insuffisants, de sorte que les chambrées se trouvèrent toutes changées elles-mêmes en salles de malades.

c'est qu'alors , dès les premières atteintes du mal , les malades furent encore observés de plus près pour le régime et pour d'autres points essentiels, tels que le renouvellement de l'air et l'entretien de la propreté, objets auxquels on paraissait faire peu d'attention dans les hôpitaux.

Vers le commencement du printemps , il survint de nouvelles affections , telles que des engorgements dans les glandes du cou et de l'aisselle, dont quelques-unes se sont ulcérées; affections qui eussent pu être regardées comme des symptômes de maladies pestilentielles. On vit aussi des ophthalmies opiniâtres , accompagnées d'éruptions impétigineuses. Au milieu de cette saison , il y eut en outre des affections scorbutiques, notamment le gonflement et le saignement des gencives, des hydropisies de l'articulation du genou, la tuméfaction de la rate, l'œdême des pieds , des points de côté, de la toux sans pyrexie , et des aphtes considérables.

Lors de l'apparition de ces dernières maladies, les fièvres épidémiques devinrent moins communes ; mais il y en eut toujours un certain nombre.

La plupart des soldats étaient devenus maigres et pâles. Tout annonçait en eux un état de langueur et de dépérissement.

Comme nous l'avons déjà dit, dans les hôpitaux l'air était encore plus insalubre que dans la caserne (1), et le traitement que l'on y faisait subir pour les affections survenues dans les derniers temps, était insuffisant : aussi la plupart de ceux qui en étaient atteints, sont-ils restés dans leur chambre. Alors nous étions réduits aux seuls moyens hygiéniques (2), et nous ne laissâmes pas d'obtenir des résultats très-avantageux.

Les affections dont nous venons de parler ne provenaient-elles pas des mêmes causes que la fièvre survenue dès les premiers temps, c'est-à-dire de causes qui avaient pris leur source dans la caserne ? Si la même maladie n'a pas toujours dominé, il faut sans doute l'attribuer au changement que les saisons produisent dans la susceptibilité de chacune de nos parties, et peut-être dans la qualité des diverses liqueurs qui circulent en nous ; changement modifié lui-même par les causes mor-

(1) Faute de le renouveler assez souvent, et d'entretenir la propreté.

(2) Ces moyens étaient à-peu-près les mêmes que ceux que nous avions prescrits à l'époque de notre arrivée, et que nous allons bientôt indiquer.

bifiques auxquelles nous pouvons être exposés. Il faut l'attribuer aussi à ce que le nombre et l'activité des causes indiquées ont diminué par suite de nos avertissements journellement réitérés; de sorte que dans les derniers temps il dut y avoir moins de maladies aiguës. Mais la plupart de ces causes n'étant qu'affaiblies, elles durent également être suivies de quelques maladies chroniques.

On s'est donc mépris en faisant intervenir la contagion dans cette épidémie. Cette erreur détournant l'attention des véritables causes, empêcha de recourir dès le principe aux mesures nécessaires pour les combattre.

Arrivé à Josephstadt en même temps que la colonne, et nous étant empressé d'examiner quelle allait être la position des soldats et des sous-officiers qui la composaient, nous donnâmes dès les premiers instans aux uns et aux autres des avertissements sur les dangers qu'ils courraient, s'ils ne prenaient les précautions convenables.

Nous priâmes le commandant de la caserne de faire assembler tous les chefs de chambrée. Nous leur communiquâmes une note où nous faisions sentir la nécessité et l'importance des précautions suivantes.

1º L'entretien de la plus grande propreté dans les chambres, les escaliers, les corridors et les latrines, et l'attention d'en écarter autant que possible toutes les causes d'humidité.

2º L'exercice fréquent pris dans la cour, sur-tout au moment du balayage des chambres.

3º L'attention de ne pas rester dehors sans s'y promener, pour éviter les effets du froid, qui pendant assez long-temps a été de quinze à dix-huit degrés.

4º De ne fumer que pour en satisfaire l'habitude, et non continuellement, comme la plupart le faisaient, et d'aller fumer hors de la chambre pour ne pas en altérer l'air davantage.

5º De porter tous les jours hors des chambres, les couvertures, les capotes et autres objets qui en étaient susceptibles, pour les battre et les laisser au grand air pendant un certain laps de temps.

6º Nous leur indiquâmes dix à douze espèces de jeux qui comportaient un exercice modéré.

Ces exercices devaient avoir lieu hors des chambres, et nous devions y assister du moins de temps en temps.

Nous leur donnâmes d'autres avis que plusieurs circonstances nous parurent dicter, en tâchant toujours de nous appuyer de faits qui fussent à leur portée.

Nous avions affaire à des hommes accoutumés à ne regarder la médecine que comme la science de prescrire des remèdes pharmaceutiques, et qui étaient imbus de beaucoup d'autres préjugés. Nous ne devions rien omettre pour leur faire entendre que l'on pouvait prévenir et même guérir par d'autres moyens bien des maladies, au nombre desquelles se trouvaient celles dont ils étaient menacés. Ils écoutèrent avec attention, et parurent très-disposés à profiter de nos avertissements.

Nous avons fait également des démarches auprès du général qui commandait dans la place pour le prier de prendre diverses mesures propres à seconder nos vues. Nous lui remîmes une note en date du 7 janvier 1814, dont voici quelques passages.

« Quoique les Français logés dans cette caserne fussent en assez bon état de santé au moment de leur arrivée (1), déjà il n'en est presque aucun qui n'éprouve des atteintes d'une maladie qui peut faire de grands ra-

______

(1) Le 25 décembre 1813.

vages, si on ne parvient promptement à écarter les causes morbifiques auxquelles tous sont exposés. Ces causes sont très-puissantes. Elles sont telles que nous ne sommes nullement étonné du nombre des maladies qui semblent prêtes à se développer, ni de celles qui se sont même déjà déclarées ; mais elles sont faciles à reconnaître et à éviter. Les principales sont :

» 1° Le trop grand nombre d'hommes logés dans les mêmes chambres.

» 2° Les miasmes qui s'élèvent également des latrines, et même des corridors et des escaliers, où règne une malpropreté extrême.

» 3° Le défaut d'exercice.

4° La disproportion des aliments avec les facultés digestives naturelles, non secondées par l'exercice, et troublées même par plusieurs autres causes.

» Cette maladie est un fléau terrible pour les Français, et peut être une source de grandes dépenses pour le gouvernement autrichien. Nous pensons qu'on en empêcherait les progrès en prenant certaines précautions que nous allons indiquer. »

Nous demandâmes entre autres choses au gouverneur : 1° Qu'il voulût bien ordonner que plusieurs chambres encore libres fussent ajoutées à celles qu'on avait déjà consacrées au logement des Français, qu'il leur accordât même une seconde caserne à Josephstadt ou ailleurs. 2º Qu'il donnât des ordres également pour que la propreté fût maintenue, et pour que les soldats pussent faire de l'exercice dans des lieux bien aérés.

Ces demandes furent accueillies. Deux appels par jour furent ordonnés dans l'intention de forcer les soldats à sortir de leurs chambres et à se rendre dans la cour. On établit des corvées qui présentaient le même avantage. Tous les jours ces corvées, qui ne consistaient que dans une espèce de promenade, occupaient 250 hommes pendant quelques heures hors de la caserne, et elles se faisaient à tour de rôle. Il y eut aussi des ordres sévères pour le maintien de la propreté. Je pus, à cet égard, comme pour tous les autres objets essentiels, me livrer aux soins les plus minutieux. J'eus la certitude d'être agréé par le gouverneur, et la satisfaction de recevoir journellement des marques de reconnaissance de la part des Français. Enfin, au bout de quelque temps, conformément à la promesse que le gouverneur nous avait faite, quatre cent cinquante hommes furent logés dans une autre caserne.

Chaque jour nous parcourions tous les cor-

ridors et nous visitions toutes les chambrées
pour réitérer nos recommandations, pour les
appuyer de nouvelles observations, que nous
suggérait la vue de nouveaux malades qui ne
s'étaient pas conformés à nos premiers avertissements, et pour donner des soins à ceux qui
ne pouvaient point être admis dans les hôpitaux, ou qui préféraient rester dans la caserne.
Le gouverneur voulut bien, pour ces derniers,
dont le nombre était très-grand, mettre à
notre disposition les médicaments et les aliments que nous jugerions convenables. Nous
partageâmes ce service avec un de nos confrères, médecin adjoint fort instruit.

Mais les mesures indiquées une fois mises à
exécution, les sous-officiers et les soldats une
fois bien persuadés de leur nécessité, on remarqua une grande diminution dans le nombre des malades. D'où on peut conclure que
l'épidémie eût été même prévenue si les causes
évidentes dont nous avons parlé n'eussent pas
existé, ou si dès les premiers temps de notre
arrivée, les Français eux-mêmes eussent été
plus dociles à nos avertissements et à nos prescriptions.

Pour les affections survenues au commencement du printemps, nous insistâmes de nouveau sur les conseils que nous avions donnés

dès les premiers temps. Nous y ajoutâmes celui de faire des frictions sèches sur tout le corps. Pour l'ophthalmie en particulier, nous prescrivîmes de se couvrir les yeux avec un linge blanc sec, de se borner à les baigner trois ou quatre fois par jour avec de l'eau fraîche simple, pour les nettoyer et prévenir ou combattre les démangeaisons, d'éviter tout ce qui était dans le cas de les fatiguer en quelque manière que ce fût, et sur-tout de s'abstenir d'y toucher trop fréquemment.

Nous allons placer ici quelques observations analogues à celles que nous venons de présenter, qui nous ont été communiquées par le docteur Villermé, ancien médecin des armées, dont le zèle et les lumières nous ont été d'un grand secours dans la composition de ce mémoire (1).

Vers la fin de l'été de 1807, un chirurgien militaire fut forcé d'établir une ambulance entre plusieurs moulins à vent très-rapprochés, lesquels étaient à l'extrémité d'une petite ville, non loin de Gnésen, en Pologne. Presque tous les malades que l'on y recevait, avaient

____

(1) Nous avons aussi beaucoup d'obligations à MM. les docteurs Ribes, Caillard et Serres, pour les conseils éclairés qu'ils ont bien voulu nous donner.

contracté le typhus dans les logements de la même ville et de quelques villages environnants; mais la ventilation active des moulins en sauva plus des quatre cinquièmes, tandis que d'autres malades, atteints de la même affection, mais réunis dans une maison de l'intérieur de la ville, où cependant ils n'étaient pas dans un aussi grand dénûment de tout, périrent à-peu-près dans la proportion de deux sur cinq (1).

Le docteur Chamberet, également ancien médecin aux armées, rapporte que, chargé pendant un été d'un hôpital d'évacuation, il plaçait les malades atteints de typhus sur de la paille toujours fraîche, et dans des pièces sans croisées, et ouvertes à tous les vents. Le lendemain, beaucoup de ces hommes, qu'on lui avait envoyés la veille si malades, montaient en voiture sans délire et presque sans fièvre.

Un homme entre pour une blessure dans une salle encombrée de malades, et mal tenue. Bientôt il y est pris de typhus; mais évacué aussitôt, il guérit sur la charrette où l'on regrettait de le placer. Deux jours de voyage suffirent pour amener la convalescence et même le guérir tout-à-fait; c'est ainsi, observe

______

(1) La position par elle-même devait être très-salubre.

le docteur Villermé, que des hommes as-
phyxiés à des degrés différents par le gaz hy-
drogène sulfuré ammoniacé des latrines, gué-
rissent en deux ou trois jours, beaucoup plus
par un air pur que par les médicaments qu'on
leur fait prendre.

Enfin à Paris, pendant l'été de 1814, quoique parmi la multitude des malades reçus dans
les hôpitaux, la mortalité n'ait guère eu lieu
que dans la proportion ordinaire, on a cru fortement aussi à la contagion (1). Mais nulle part
on n'a pu en bien constater l'existence, et les
résultats heureux obtenus, notamment dans
un établissement consacré exclusivement aux
malades affectés de cette prétendue contagion (2), ont été bien propres à démontrer combien l'opinion qu'on en avait était peu fondée.

Le sujet est assez important pour que nous
croyions devoir présenter encore ici quelques
réflexions.

Il peut paraître difficile d'écarter toutes les
causes de la mortalité qui règne souvent dans
les armées. Cependant on parviendrait du

(1) Une instruction fut publiée par ordre du ministre
de l'intérieur sur cette prétendue contagion. Plusieurs
autres écrits proclamèrent la même opinion, qui a
produit une assez grande terreur.

(2) Cet établissement avait été formé à la Pitié.

moins à atténuer considérablement le mal, si
on s'attachait plus qu'on ne fait ordinairement à l'examen de ces causes, et aux moyens
de les combattre; si on n'employait dans les
administrations que des hommes intègres,
assez éclairés et assez zélés pour souscrire aux
avis des médecins également zélés et instruits,
chargés par le gouvernement de veiller à la
santé des troupes. Les véritables causes des
maladies qui souvent font de grands ravages
dans les armées, ne sont pas toujours incon-
nues et irrémédiables; mais les médecins sont
les seuls qui les remarquent, et les moyens
d'y remédier ne sont pas toujours entre leurs
mains. Assez communément les hommes qui
par leurs études se sont rendus les plus capables de donner des conseils utiles pour la santé
des troupes, ne sont pas consultés, même pour
les objets les plus importants, tels que l'assiette
d'un camp, le choix des cantonnements. Dans
les hôpitaux même, où les malades sont plus
particulièrement sous leur responsabilité, il
s'en faut de beaucoup que l'on profite toujours des avis qu'ils peuvent donner pour des
mesures de salubrité. Si quelquefois ils en ha-
sardent, assez ordinairement ils doivent n'attendre pour fruit de leur zèle, que des contra-
riétés de la part même des personnes chargees

de les seconder. En général, on est loin de reconnaître l'importance des moyens hygiéniques, soit comme prophylactiques, soit comme curatifs.

Quelquefois des maladies qu'on aurait pu prévenir par des moyens simples et faciles, enlèvent plus de soldats que les armes de l'ennemi. C'est ainsi que des expéditions commencées sous les plus heureux auspices, et couronnées d'abord des plus brillants succès, furent suivies des plus grands désastres ; des armées même qui, au moyen de circonstances favorables, avaient résisté à des causes actives et nombreuses de destruction, furent presque anéanties dans un temps où elles devaient jouir d'un repos salutaire.

Dès qu'on a fourni aux soldats la ration déterminée pour leur nourriture, il semble que l'on croie avoir tout fait ; ou du moins, si l'on songe aux autres causes qui pourraient influer sur leur bien-être, on s'en occupe peu.

Une marche ou un bivouac de quelques jours par un temps pluvieux, peut suffire pour occasioner des affections très-graves, telles que la diarrhée, la dysenterie, des fièvres intermittentes ou continues, des inflammations de poitrine et autres affections catarrhales. Pendant le siége de Dresde, un grand nombre de soldats étaient hors d'état de continuer leur service par suite d'une diarrhée produite par de telles causes, et qui d'abord en elle-même n'avait rien de grave; cependant la plupart finirent par succomber.

Un moyen dont nous ne déterminons pas l'importance, mais que nous croyons du moins de quelque utilité en pareil cas, et qui serait aussi simple que peu dispendieux, consisterait en des chaussons de laine, ou même seulement des semelles qui seraient mises en dedans des bas. Les soldats en recevraient au moins deux paires, afin d'en avoir toujours une de sèche pour remplacer celle qui pourrait être mouillée, aussitôt qu'ils seraient arrivés au lieu de la station. Les officiers exerceraient sur cet objet une surveillance particulière (1).

CONCLUSION.

On a pu remarquer que dans l'examen de la question qui nous occupe, nous avons plutôt consulté les faits et laissé parler les auteurs les plus judicieux, que nous n'avons exprimé

(1) Plusieurs grands capitaines ont été loin de dédaigner de tels soins. Voyez entre autres les Mémoires du maréchal de Saxe, art. 11, de l'habillement, et les préceptes sur la santé des gens de guerre par Colombier, p. 43.

notre propre opinion. On a pu remarquer en second lieu, qu'il résulte de ces faits et du raisonnement de la plupart des auteurs cités par nous, que les affections désignées sous le nom de typhus, sont produites uniquement par certaines causes évidentes, dépendantes soit du genre de vie, soit des intempéries, des fatigues, des privations ou des excès, de l'habitation de lieux malsains, de l'usage de mauvais aliments ou de mauvaises boissons, de la malpropreté, de la terreur, de l'encombrement, ou de quelques autres causes analogues. Ces seules et uniques causes règlent le commencement, le degré et la terminaison de chaque épidémie, de sorte que si elles diminuent seulement, l'épidémie ne fait que se modérer ; si elles cessent tout-à-coup, l'épidémie se dissipe également tout-à-coup ; si elles reparaissent, l'épidémie se renouvelle ; enfin si elles sont détruites sans retour, le mal ne reparaît plus. Le nombre ni l'étendue des prétendus foyers de la contagion, ni la saison, ni les communications les plus fréquentes entre les hommes sains et les malades, n'ont aucune influence dans ces divers événements, si ce n'est dans le cas d'encombrement et de malpropreté. En effet, le développement de la peste elle-même a souvent lieu, sans que rien fasse soupçonner la moindre contagion , et souvent aussi cette maladie se dissipe sans qu'on ait fait autre chose qu'attaquer les causes évidentes , ou lorsque ces causes ont disparu spontanément.

Nous avons admis que les miasmes qui s'exhalent des personnes atteintes de ces maladies, peuvent produire une impression nuisible. Mais ces miasmes consistent seulement dans ceux qui proviennent des évacuations plus ou moins abondantes que les malades éprouvent. Ils ne sont pas plus contagieux que ceux qui se développent dans d'autres maladies, auxquelles on n'a jamais soupçonné ce caractère, ou ceux qui s'élèvent des marais ou d'une cuve en fermentation. Ils n'ont pas la propriété de se conserver aussi facilement, ils n'ont pas non plus autant d'activité qu'on le prétend ; enfin nous sommes persuadés que toutes les fois qu'il n'existe pas de causes morbifiques résultant de quelque source évidente, et qu'on n'éprouve pas d'avance quelques affections, le séjour momentané auprès des malades, ni leur attouchement, ni celui de quelques-uns des objets qui ont pu être atteints par leurs émanations, ne présentent rien de bien redoutable.

Rien n'annonce donc le germe de la contagion, et tout dépose contre son existence.

Il nous semble également démontré que, du moins le plus souvent, la crainte d'une telle cause entraîne des suites extrêmement funestes, en détournant l'attention, en l'empêchant de se fixer sur les seules véritables, en portant à des mesures dont le résultat est d'éloigner du but que l'on doit se proposer.

Dans le système de la non-contagion on ne serait occupé que des moyens de combattre les véritables causes. Tous les genres de séquestration, les infirmeries particulières, la réclusion dans sa propre maison, les cordons de troupes, qui exercent tant de vexations, et mettent tant d'entraves aux approvisionnements, les quarantaines pour les suspects, toutes ces mesures plus nuisibles les unes que les autres, seraient remplacées par les moyens les plus propres à faire renaître ou à entretenir l'abondance, le bon ordre, la salubrité, etc. Le mot de suspect serait également rayé des codes sanitaires. L'idée d'un danger de mort presque certain et imminent ne viendrait plus apporter le désespoir dans les esprits. Les malades n'auraient point la douleur de se voir arracher du sein de leur famille, ni d'en être délaissés. On pourrait se rendre mutuellement, comme chez les Turcs, tous les devoirs

de l'amitié et de la parenté, sans crainte d'être
atteint par la maladie ou par des lois aussi
meurtrières. Les travaux et le commerce ne
seraient plus interrompus. Au lieu de s'opposer
à l'arrivée des subsistances, les habitants du
voisinage la favoriseraient. On ne verrait plus
des médecins eux-mêmes et des ministres de
la religion s'éloigner des malades. Assurés
d'être utiles, en ne combattant que des causes
évidentes, se livrant à toute l'ardeur de leur
zèle, les médecins parviendraient infaillible-
ment à atteindre les sources du mal ; du moins
ils rejetteraient beaucoup de moyens usités
qui ne peuvent que nuire. Leurs visites auprès
des malades ne seraient plus accompagnées de
précautions effrayantes. Alors se dissiperait
cette obscurité dont on se plaint généralement.
Ces hypothèses opposées les unes aux autres,
cette incertitude qui règne dans les écrits des
auteurs, la versatilité que l'on remarque dans
leur pratique, feraient place à des idées justes
et positives sur la nature et sur le traitement
des épidémies. Le gouvernement et les particuliers, dirigeant tous leurs soins contre les
seules causes à combattre, trouveraient toujours quelques moyens d'y parvenir. En un
mot, une ville atteinte d'une épidémie, au lieu
de devenir le théâtre de ces désastres qui ont

signalé tant d'autres maladies épidémiques, ne
différerait en rien d'une ville saine, si ce n'est
par la présence des malades, qui alors seraient
beaucoup moins nombreux, et en général
beaucoup moins gravement affectés, que sous
le système de la contagion.

FIN.

TABLE.

FIN DE LA TABLE.

De l'Imprimerie de CELLOT, rue des Grands-Augustins, n° 9.